Hormonelle Auswirkungen auf das Kausystem

Zusammenhänge von endokrinologischen Störungen mit craniomandibulären Dysfunktionen (CMD)

Dr. Stefanie Morlok

Dr. Stefanie Morlok:
Hormonelle Auswirkungen auf das Kausystem –
Zusammenhänge von endokrinologischen Störungen
mit craniomandibulären Dysfunktionen (CMD).
Bibliografische Information der Deutschen Nationalbibliothek:
Die Deutsche Nationalbibliothek verzeichnet diese Publikation in der
Deutschen Nationalbibliografie; detaillierte bibliografische Daten sind
im Internet über www.dnb.de abrufbar.

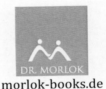

morlok-books.de

ISBN 978-3-9818508-4-0
© 2017 Stefanie Morlok

Gesamtlayout: Alois Gmeiner
Covergestaltung: Alois Gmeiner
Cover Bild: chidisign
Cover-Rückseite Foto: Dr. Stefanie Morlok

Verlag: **morlok-books.de**

INHALT

VORWORT

Durch einen schweren Autounfall geriet ich mit 29 Jahren in die unliebsame Situation, dass ich gleich zwei Krankheitsbilder entwickelte. Zum ersten bekam ich schwere Kiefergelenksbeschwerden, die nur teilweise mit Schienentherapie in den Griff zu bekommen waren, zum zweiten war die Funktion meiner Schilddrüse durch diesen Unfall mit starkem Schleudertrauma zum Versiegen gekommen.

Viele Jahre habe ich mich beiden Themen aufgrund meiner eigenen Problematik auseinandergesetzt. Zum Studium über die Schilddrüse kamen mit den Jahren auch immer mehr Studien über das gesamte endokrinologische System und deren Störungen.

Aufgrund meiner Patienten, die vornehmlich Patienten mit craniomandibulären Dysfunktionen (CMD) und Myoarthropathien (MAP) sind, wurde mir immer mehr klar, dass die CMD und die MAP nicht nur ein funktionelles und ein psychosomatisches Problem sind, wie viele Lehrbücher einen glauben lassen mögen, sondern dass die CMD und die MAP eng mit hormonellen Dysfunktionen oder altersbedingten Hormonreduktionen zusammenhängen mussten. Die Auseinandersetzung mit diesem Thema beging ich wissenschaftlich in einer Masterarbeit zum Master of Orthodontics im Jahre 2013. Nun möchte ich dieses Thema im Rahmen eines Buches neu abhandeln. Von meiner Masterarbeit habe ich natürlich sehr viel übernommen.

Dr. Stefanie Morlok

EINLEITUNG

Für ein optimales Zusammenspiel des Stoffwechsels ist eine angemessene Hormonproduktion im menschlichen Körper erforderlich. Im Alterungsprozess, durch systemische Erkrankungen, Vergiftungen oder auch Unfälle kann das endokrinologische System aus dem Gleichgewicht geraten.

Das craniomandibuläre System hat eine enge Beziehung zum endokrinolgischen System. Es finden sich sowohl in der Kaumuskulatur wie auch im temporomandibulären Gelenk hormonelle Rezeptoren. Insbesondere sind Rezeptoren für 17-ß-Estradiol und Progesteron zu benennen. Dieses starke Vorkommen von Geschlechtshormonrezeptoren könnte die Prävalenz für Erkrankungen mit Craniomandibulären Dysfunktionen – CMD – bei Frauen vor allem in der Menopause und der Postmenopause erklären. Dies würde auch erklären, weshalb Männer weniger an CMD zu erkranken scheinen. Des Weiteren scheint Testosteron eine protektive Wirkung in Bezug auf die Erkrankung von CMD zu haben.

Bisher werden craniomandibuläre Dysfunktionen vor allem durch Physiotherapie, Aufbissschienen und Bissregulierungen behandelt. In vielen Fällen wird auch Psychotherapie, Entspannungstherapie oder Biofeedback verordnet. In der Klassifizierung der CMD sind bisher nur zwei sogenannte Achsen als Diagnosemöglichkeiten postuliert: In der Achse I wird auf die somatischen Diagnosen hingewiesen und in der Achse II auf die schmerzbezogene psychosoziale Diagnostik.

Eine dritte Komponente, nämlich die des Stoffwechsels und der endokrinologischen Zusammenhänge soll in diesem Buch, basierend auf einer Literaturstudie, beleuchtet werden.

Craniomandibuläre Dysfunktionen (CMD) sind eine in der Praxis häufig zu beobachtende Problematik. Bisher wurde der Fokus in der Einteilung der CMD vor allem auf die somatischen und psychosozialen Aspekte in der Entstehung von CMD gelegt. Es gibt mannigfaltige Forschung zum Thema CMD und Stoffwechsel. Dieser Aspekt ist unberücksichtigt in der international anerkannten Einteilung der CMD, der RDC/TMD (research diagnostic criteria of temporomandibular disorders).

Immer wieder findet man in der Literatur den Hinweis auf geschlechtsspezifische Merkmale, die zu einer Prädisposition für die Erkrankung an Symptomen der CMD führen würden. Diese differenziert zu erfassen und zu praktikablen Ergebnissen hinzuführen, war Ziel dieses Buches.

Gerade die Tatsache, dass offensichtlich eine Prävalenz für die Entwicklung von CMD bei Frauen besteht, gibt Anlass zu einer genaueren Betrachtung der Ursachen im hormonellen Bereich, da die Betroffenen einem hohen Leidensdruck ausgesetzt sein können und oftmals nicht allein mit okklusionsverbessernden Maßnahmen geheilt werden können. Besonders tragisch ist die Tatsache, dass dann in Ermangelung besserer Möglichkeiten die psychosomatische Komponente hervorgehoben wird und die Patientinnen als klimakterische psychisch Kranke stigmatisiert und in falsche uneffektive Behandlung (Psychotherapie, Behandlung mit Psychopharmaka und Schmerzmitteln) abgeschoben werden. Auch männliche Patienten leiden häufig an Hormonmangelsituationen (Testosteron, Progesteron, DHEA).

In der Vergangenheit wurden viele Studien erstellt, um den Zusammenhang der CMD mit hormonellen Funktionen zu verstehen und nachzuweisen. Bisher findet man kaum Arbeiten über lösungsorientierte Behandlungsmöglichkeiten der endokrinologischen Störungen, die zu einem Großteil für die Entwicklung der CMD verantwortlich gemacht werden können. Es bestehen aber mittlerweile zahlreiche Studien über die Auswirkungen von Hormonersatztherapie mit humanidentischen Geschlechtshormonen, mit Schilddrüsenhormonen und anderen Hormonen, die beweisen, dass viele Symptome, die auch der CMD zugeordnet werden können, mit einer derartigen Therapie beseitigt werden könnten.

Literatur
5), 7), 11), 18), 19), 32), 37), 45), 80), 86), 97), 110), 117), 118), 120), 140)

CMD – CRANIOMANDIBULÄRE DYSFUNKTIONEN

Unter Craniomandibulären Dysfunktionen (CMD) versteht man Fehlfunktionen im Bereich des Kauapparates. Hierzu gehören die Zähne, die Kiefergelenke, die Kaumuskulatur, der Kopf, der Hals und der Schultergürtel. Bei CMD können die funktionellen Kapazitäten dieser Anteile, die Physiologie und Biochemie und das psychische Verhalten gestört sein.

Die Definition der Deutschen Gesellschaft für Funktionsdiagnostik und -therapie in der DGZMK lautete bis Ende 2015 folgendermaßen:

> *„Der Begriff „craniomandibuläre Dysfunktionen (CMD)" umfasst eine Reihe klinischer Symptome der Kaumuskulatur und/oder des Kiefergelenks sowie der dazugehörenden Strukturen im Mund- und Kopfbereich. (Synonyme: Funktionsstörung des Kauorgans, Myoarthropathie). Die inhaltlich identischen englischsprachigen Ausdrücke „Temporomandibular Disorders" (TMDs) und „Craniomandibular Disorders" (CMD) entsprechen im Großen und Ganzen den oben genannten deutschen Bezeichnungen.*
> *Leitsymptome craniomandibulärer Dysfunktionen sind Schmerzen und Funktionseinschränkungen des Kauorgans.*
> *Schmerzen treten auf in der Kaumuskulatur, im Bereich vor den Ohren (präaurikulär) und/oder im Bereich der Kiefergelenke. Oft werden diese Beschwerden durch Kauen oder andere Unterkieferbewegungen verschlimmert.*
> *Funktionsstörungen zeigen sich in Einschränkungen und Asymmetrien der Unterkieferbewegungen sowie Kiefergelenksgeräuschen wie Knacken und/oder Reiben. Begleitsymptome können Kieferschmerzen, Ohrenschmerzen und Gesichtsschmerzen und vor allen Dingen Kopfschmerzen sein.*
> *Weitere häufige Symptome sind starke Ausprägung (Hypertrophie) der Kaumuskulatur sowie übermäßige Abnutzungserscheinungen der Zahnhartsubstanzen infolge von Parafunktionen Kieferpressen und Zähneknirschen (Bruxismus)."*

Seit Januar 2016 wurde folgendes Positionspapier von der DGFDT veröffentlicht:

„Begriffsbestimmungen:
Funktionsstörung, Dysfunktion, craniomandibuläre Dysfunktion (CMD), Myoarthropathie des Kausystems (MAP)
(Arbeitsgruppe der DGFDT: A. Hugger, M. Lange, H.J. Schindler, J.C. Türp) Stand 01/2016

Funktion:

Das wertungsfreie Input-Output-Verhalten eines Systems, Tätigkeit bzw. Verrichtung eines (Zell/Gewebe/Organ-) Systems.
System (griechisch „Zusammenstellung"): Das aus mehreren Einzelteilen zusammengesetzte Ganze wird allgemein als Gesamtheit von Elementen bezeichnet, die so aufeinander bezogen oder miteinander verbunden sind und in einer Weise interagieren, dass sie als eine aufgaben-, sinn- oder zweckgebundene Einheit angesehen werden können, d.h. als strukturierte systemische Ganzheit. Entsprechend beinhaltet der Begriff Kausystem alle mit diesem System funktionell in Verbindung zu bringenden Elemente oder Teilstrukturen (Struktur = Sinngefüge).

Normfunktion:

Die Homöostase und das ökonomische Funktionieren eines Systems.
Homöostase (griechisch „Gleichstand") bezeichnet die Aufrechterhaltung eines Gleichgewichtszustandes eines offenen dynamischen Systems durch einen internen regelnden Prozess. Sie ist damit ein Spezialfall der Selbstregulation von Systemen.

Funktionsstörung:

Jedwede Abweichung eines Systems von seiner definierten Normfunktion = Eufunktion. Medizinisch siehe z.B. ICD-10-GM-2015-Diagnose M99.0: Biomechanische Funktionsstörungen: segmentale und somatische Funktionsstörungen.

Funktionsstörung des Kausystems:
Kurz- oder langfristige Störung der Homöostase oder Ökonomie des Kausystems durch jedwede strukturell oder funktionell zu begründende Abweichung von der Normfunktion wie funktionelle Defizite aufgrund von Trauma, Verletzung der strukturellen Integrität sowie funktioneller parafunktioneller Belastung inklusive derjenigen Abweichungen, die prothetische, kieferorthopädische oder chirurgische Maßnahmen rechtfertigen.

Adaptation:
Allgemeine Bezeichnung für die genetisch erworbene oder in der physiologischen Reaktionsbreite liegende Anpassung von Zellen, Geweben oder Organen an kurzfristige, langfristige bzw. wiederholte Wirkung von Belastungsreizen. Als physiologische Adaptation Teil der Fähigkeit zur Aufrechterhaltung der Homöostase.

Kompensation:
(Vorübergehender) Ausgleich/Ersatz einer gestörten Funktion. Sie kann zur Dekompensation (Wegfall des Ausgleichs) neigen, wenn der/die verursachende(n) Faktor(en) nicht beseitigt wird/werden.

Dysfunktion:
Subjektiv und objektiv feststellbare Beeinträchtigung der Funktion.

Dysfunktion im Kontext des Kausystems:
Ist im Rahmen der vorgeschlagenen Definitionen als spezifische Funktionsstörung zu werten, welche die Kaumuskulatur, die Kiefergelenke und/oder die Okklusion betrifft. Sie wird in der zahnärztlichen deutschen Terminologie allgemein als craniomandibuläre Dysfunktion (CMD) bezeichnet.

Craniomandibuläre Dysfunktion (CMD)
Umfasst Schmerz und/oder Dysfunktion: Schmerz tritt in Erscheinung als Kaumuskelschmerz und/oder Kiefergelenkschmerz sowie als (para)funktionell bedingter Zahnschmerz.

Dysfunktion kann in Erscheinung treten in Form von
- *schmerzhafter oder nicht schmerzhafter Bewegungsein-schränkung (Limitation), Hypermobilität oder Koordinati-onsstörung (auf Unterkieferbewegungen zielender Aspekt).*
- *schmerzhafter oder nicht schmerzhafter intraartikulärer Störung (auf das Kiefergelenk zielender Aspekt).*
- *die Funktion störenden Vorkontakten und Gleithindernissen (auf die Okklusion zielender Aspekt).*

Myoarthropathie des Kausystems (MAP)
Stellt eine Untergruppe der craniomandibulären Dysfunktion dar: Beschwerden und Befunde, die die Kaumuskulatur, die Kieferge-lenke bzw. damit in Verbindung stehende Gewebestrukturen be-treffen; die Betrachtung der Okklusion ist hier nicht eingeschlos-sen.

Temporomandibular Disorder (TMD, englisches Synonym für MAP)
Stellt eine Untergruppe der craniomandibulären Dysfunktion dar: Beschwerden und Befunde, die die Kaumuskulatur, die Kieferge-lenke bzw. damit in Verbindung stehende Gewebestrukturen be-treffen; die Betrachtung der Okklusion ist hier nicht eingeschlos-sen."

Ich werde im weiteren Verlauf weiterhin von CMD sprechen und meine damit sowohl die CMD, die MAP, Funktionsstörungen im Kausystem und die TMD. Craniomandibuläre Dysfunktionen sind weit verbreitet. Man kann davon ausgehen, dass bis zu 20 % der Bevölkerung von einer manifesten CMD betroffen ist. Wesentlich mehr, bis zu 90 % der Bevöl-kerung, hat Symptome der CMD.

„Craniomandibuläre Dysfunktionen", abgekürzt „CMD" im deutschsprachigen Raum genannt, sind in der angloamerikanischen Literatur unter „temporomandibular Disorders" oder kurz „TMJ" oder „TMD" zu finden. Ältere Bezeichnungen sind „Costen-Syndrom", „Myoarthropathien" oder „Funktionsstörungen mit Parafunktionen". Die CMD umfassen den Bereich der Zähne und deren Okklusion, der Relation der Kiefer zueinander, der Kaumuskulatur mit akzessorischer Kaumuskulatur, der Kiefergelenke und oberen Anteile der Halswirbelsäule.

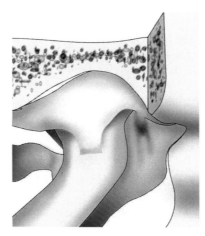

Abb.1: Kondylus des Unterkiefers in der Fossa mandibularis der Schädelbasis.

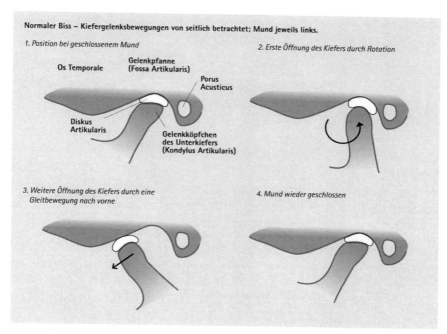

Normaler Biss – Kiefergelenksbewegungen von seitlich betrachtet; Mund jeweils links.

1. Position bei geschlossenem Mund

2. Erste Öffnung des Kiefers durch Rotation

Os Temporale

Gelenkpfanne
(Fossa Artikularis)

Porus
Acusticus

Diskus
Artikularis

Gelenkköpfchen
des Unterkiefers
(Kondylus Artikularis)

*3. Weitere Öffnung des Kiefers durch eine
Gleitbewegung nach vorne*

4. Mund wieder geschlossen

Abb.2: Kiefergelenksfunktion bei Mundöffnung, Rotation und Translation.

CMD können aber auch weitgreifende andere Symptome, wie Allergien, Depressionen, Erschöpfung, degenerative Arthritis, Fibromyalgie, Autoimmunerkrankungen, Schlafapnoe und gastrointestinale Beschwerden begünstigen. Bei CMD-Patienten können die motorischen Fähigkeiten der Kaumuskulatur und der Muskeln des Schultergürtels beeinträchtigt sein.

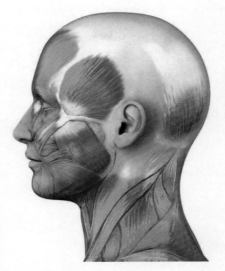

Abb.3: Gesichts- und Halsmuskulatur. (Fotosearch)

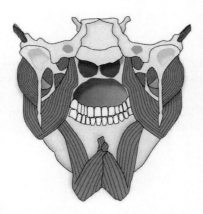

Abb.4: Kaumuskulatur als symmetrische Stellmuskulatur.

Literatur
8), 16), 23), 34), 36), 54), 68), 94), 161), 163)

RDC/TMD – Research Diagnostic Criteria for Temporomandibular Disorders

Das aktuelle Klassifikationsschema für die Einteilung der Craniomandibulären Dysfunktionen basiert auf den international anerkannten „Research Diagnostic Criteria for Temporomandibular Disorders (RDC/TMD)", das seit 1992 besteht und die größte internationale Verbreitung erfahren hat. Nach den RDC/TMD werden zwei typische Bereiche, sogenannte „Achsen" differenziert, die für die Entstehung von CMD verantwortlich gemacht werden könnten:

1. Die „Achse I" umfasst somatische Beschwerden, die über funktionsanalytische Untersuchungen objektiviert werden können.
2. Die „Achse II" umfasst psychosoziale Beschwerden, die über spezielle Tests zu erhärten sind.

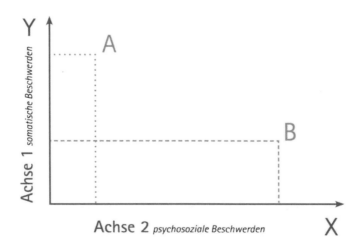

Abb.5: Nach Dworkin [37] Achse I und Achse II; Patient A: starke somatische Beschwerden bei geringen psychosozialen Beschwerden; Patient B: starke psychische Beschwerden bei geringen somatischen Beschwerden

Differenzierte Einteilung der RDC/TMD

ACHSE I - Somatische Diagnosen
Bereich I: Schmerzhafte Beschwerden im Bereich der Kaumuskulatur
(vor allem Mundöffner- und Mundschließermuskeln)
- Ia: Myofaszialer Schmerz
- Ib: Myofaszialer Schmerz mit eingeschränkter Kieferöffnung
Bereich II: Anteriore Verlagerung des Discus articularis
- IIa: Anteriore Diskusverlagerung mit Reposition bei Kieferöffnung
- IIb: Anteriore Diskusverlagerung ohne Reposition bei Kieferöffnung
- IIc: Anteriore Diskusverlagerung ohne Reposition bei Kieferöffnung, ohne eingeschränkte Kieferöffnung
Bereich III: Arthralgie, aktivierte Arthrose, Arthrose
- IIIa: Arthralgie
- IIIb: aktivierte Arthrose vom Kiefergelenk
- IIIc: Arthrose des Kiefergelenks

ACHSE II - Schmerzbezogene psychosoziale Diagnostik
- Schmerzbezogene Beeinträchtigungen täglicher Aktivitäten
- Depressive Verstimmung
- Unspezifische somatische Symptome

Untersuchungen zur Bestimmung der Achse I

Die somatischen Diagnosen lassen sich weitgehend in der zahnärztlichen Praxis durchführen. Hierzu sind einige spezifische Untersuchungen notwendig:

1. manuelle Untersuchung des Kauapparates (Kiefergelenke, Kaumuskulatur, Mundöffnung)
2. Magnetresonanztomographie der Kiefergelenke

Ad 1. Um myofaszialen Schmerz zu erfassen, ist eine palpierende manuelle Untersuchung ausreichend, die Einschränkung der Mundöffnung lässt sich mit einer Schubleere messen.

Ad 2. Um die Position des Diskus Artikularis des Kiefergelenkes und den Grad der Arthrose des Kiefergelenkes zu erfassen, ist eine Magnetresonanztomographie notwendig. Hierzu erfolgt die Überweisung in eine radiologische Fachpraxis. Die Auswertungen können bei entsprechender Fachkompetenz in der zahnärztlichen Praxis durchgeführt werden.

Untersuchungen, um die Achse II zu bestimmen

1. Der „Pain Disability Index" (PDI) versucht in einem validierten Fragebogen die Beeinträchtigung des Patienten im häuslichen, beruflichen und familiären Bereich durch den Schmerz zu erfassen.
2. Mit der „Hospitality Anxiety and Depression Scale" (HADS) soll mit dem validierten Fragebogen der Grad von Depressionen des Patienten ermittelt werden. Der HADS ist ein Fragebogen, den der Patient selbst ausfüllt.
3. Die „Graded Chronic Pain Scale" (GCPS) ist eine Analogskala zur Messung des Schmerzes. Sie kann von 0-10 oder von 0-100 eingeteilt sein. Sie kann den aktuellen Schmerz, aber auch den Schmerz in der Vergangenheit abfragen.
4. „Analogskala der Unspezifischen Symptome" ist eine Analogskala von 0-10 für spezifische CMD-Symptome, um abzufragen, ob diese Symptome bestehen und wenn ja, in welcher Stärke.
5. Die „Hamburger Schmerzadjektiv-Liste" (HSAL) versucht durch 37 Schmerzadjektive die Qualität des Schmerzes zu erfassen. Sie ist in 7 Stufen von „stimmt gar nicht" bis „stimmt völlig" eingeteilt. Die Schmerzerfassung beinhaltet 4 Dimensionen: Schmerzleiden, Schmerzangst, Schmerzschärfe und Schmerzrhythmik.
6. Der „Gerbershagen-Index" gibt Auskunft über den bestehenden Chronifizierungsgrad der Schmerzen. Hier werden der Schmerzverlauf, die Schmerzlokalisation, das Medikamenteneinnahmeverhalten, die Patientenkarriere und die psychosozialen Belastungsfaktoren abgefragt.

Befund- und Diagnosestellung mit den RDC/TMD

Die RDC/TMD sind sehr wertvoll für die Erfassung der somatischen und psychosozialen Komponenten der CMD. Durch sie ist es möglich, die unterschiedliche Gewichtung, eine standardisierte Differenzierung und eine Beurteilung der Schwere der CMD zu erfassen.

In der Praxis zeigen sich immer wieder Symptome und Erscheinungen, die mit der Entwicklung der CMD zusammenhängen, die aber nicht in den RDC/TMD enthalten sind. Hierzu gehören traumatologische, okklusogene, morphologische, posturologische Aspekte, externe Einflüsse, funktionelle Aspekte (Funktionsstörungen bei z.B. Schlucken, Sehen, Hören etc., Habits) und Aspekte des Stoffwechsels, der Ernährung und der Endokrinologie. In diesem Buch soll der Aspekt der Endokrinologie herausgearbeitet werden, um den Zusammenhang zwischen Hormonen und craniomandibulären Dysfunktionen zu veranschaulichen.

Literatur
2), 3), 7), 9), 10), 13), 17), 24), 29), 35), 37), 40), 43), 44), 49), 51), 53), 54), 55), 72), 73), 74), 79), 91), 92), 96), 97), 100), 103), 106), 116), 117), 131), 132), 137), 139), 141), 146), 150), 151), 152), 154), 164)

Hormondrüsen

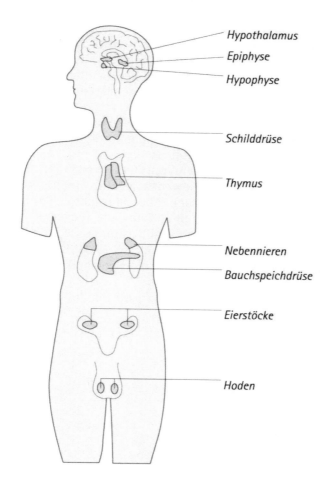

Abb.6: Die endokrinen Hormondrüsen des menschlichen Körpers.

Die Hormone des Körpers werden in den Hormondrüsen hergestellt. Sie haben im Gegensatz zu den exokrinen Drüsen keinen Ausführungsgang für ihr Sekret, sondern geben das Hormon über das Interstitium direkt ins Blut ab. Aus diesem Grund werden sie auch inkretorische oder endokrine Drüsen genannt. Die Gesamtheit der Drüsen und Gewebe, die Hormone produzieren, wird endokrines System genannt.

Es gibt verschiedene Arten von Hormondrüsen. Die sogenannten endokrinen Hormondrüsen geben die Hormone in den interstitiellen Raum ab. Diese Hormone werden dann über das Blut zu ihren Zielzellen (target cells) transportiert. Die parakrinen Hormondrüsen hingegen produzieren Hormone, die in ihrer unmittelbaren Nähe Zielzellen haben. Es gibt Drüsen, die sowohl endokrin wie auch parakrin arbeiten, wie die Zellen des Hypophysenvorderlappens, die Betazellen des Pankreas und die Leydig-Zellen des Hodens.

Eine besondere Art der Hormonproduktion entsteht in speziellen Geweben. Sie produzieren die Gewebshormone, die in spezialisierten einzelnen Zellen hergestellt werden. Auch hier gibt es den parakrinen und den endokrinen Typ. Zu nennen sind die biogenen Amine und Aminosäurederivate wie Histamin und Serotonin, Peptidhormone wie Angiotensin und Ghrelin, Proteohormone wie Leptin und Bradykinin, Eikosanoide wie die Prostaglandine, Leukotriene und Epoxide und Gase mit Signalfunktion wie Stickstoffmonoxid.

Die wichtigsten endokrinen Drüsenorgane und ihre Funktionen sind in der folgenden Abbildung dargestellt.

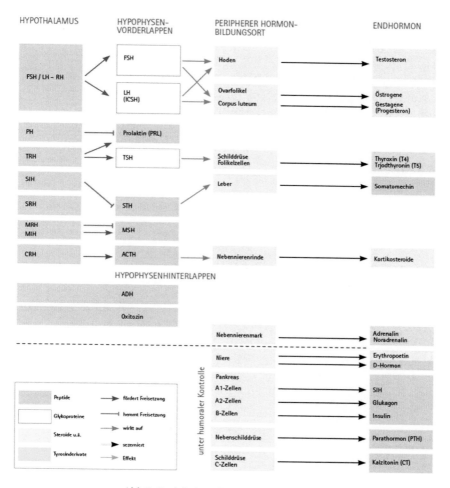

Abb.7: Endokrines System und Hormone.

Der Hypothalamus

Die oberste Instanz im menschlichen endokrinen System ist der Hypo-thalamus. Er liegt im unteren Teil des Zwischenhirns. An ihm hängt ein dünner Stiel, der ihn mit der Hypophyse, die von ihm vorne unten zu liegen kommt, verbindet. Er hat die Größe von 1-2 cm Durchmesser. Der Hypothalamus und die Hypophyse funktionieren nur zusammmen.

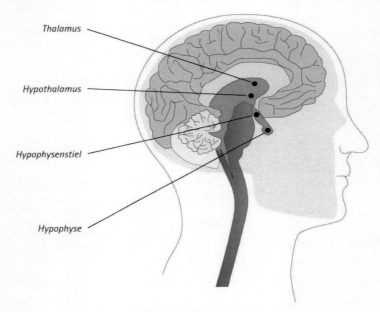

Abb.8: Thalamus-Hypothalamus-Hypophyse.

Der Hypothalamus wird durch Nervengewebe des Gehirns, durch Steu-erhormone, durch emotionale limbische Signale und durch externe Einwirkungen beeinflusst. Er regelt das Nervensystem, das autonome Nervensystem und das endokrine System mit Hormonen. Er stellt die Verbindung zwischen Nervensystem und endokrinem System her. Durch die Reaktionen im Hypothalamus wird entschieden, ob die Hy-pophyse Hormone ausschüttet oder ob die Ausschüttung gehemmt wird.

Er verfügt über spezielle Rezeptoren, die den Wasserhaushalt und die Temperatur des Körpers regeln. Er reguliert den Kreislauf, die Funktionen des Magen-Darm-Bereichs und der Blase. Der Hypothalamus übt Einfluss auf die Nahrungsaufnahme, die Flüssigkeitsaufnahme und das Sättigungsgefühl aus. Er hat großen Einfluss auf die Gefühle des Menschen.

Hormone des Hypothalamus

Hypothalamus-HVL-System (Vorderlappen):
Der Hypothalamus bildet zwei Typen von Steuerhormonen. Die sogenannten Releasing-Hormone (RH) oder Liberine regen in der Hypophyse die Ausschüttung von Hormonen an. Die Inhibiting-Hormone (IH) oder Statine hemmen in der Hypophyse die Hormonproduktion. Die Liberine und Statine werden in speziellen Nervenzellen produziert, über Nervenbahnen transportiert, die diese in den hypophysären Pfortaderkreislauf ausschütten. Dadurch gelangen sie über den Hypophysenstiel in den Hypophysenvorderlappen. Dort können sie dann die Hypophysen-Hormonausschüttung auslösen.

Hypothalamus-HHL-System (Hinterlappen):
Der Hypothalamus bildet auch zwei sogenannte Effektorhormone, das ADH, auch Adiuretin oder Vasopressin genannt, und das Oxytocin. Beide Hormone werden über Nervenbahnen in den Hypophysenhinterlappen überstellt und dort gespeichert. Wenn der Körper sie braucht, werden sie nach Bedarf ausgeschüttet und gelangen in die Blutbahn. Effektorhormon bedeutet, dass sie direkt an den Zielzellen wirken und keine Drüse dazwischen geschaltet haben. Durch sie kommt es direkt zu einer Stoffwechselreaktion.

Wirkung der Hypothalamushormone auf Hypophyse und Schilddrüse:
TRH, auch Thyreotropin-Releasing-Hormon oder Thyreoliberin, wirkt auf den Hypophysenvorderlappen, so dass dieser TSH, auch Thyroidea-stimulierendes-Hormon oder Thyreotropin, ausschüttet. Dieses wiederum wirkt auf die Schilddrüse. Die Schilddrüse schüttet dann Thyroxin (T4) und Triiodthyronin (T3) aus.

Wirkung auf Hypophyse und Nebenniere:

CRH, auch Corticotropin-Releasing-Hormon oder Corticoliberin, wirkt auf die Hypophyse, so dass diese ACTH, auch Adrenocorticotropes Hormon oder Adrenocorticotropin, ausschüttet. Dieses wiederum wirkt auf die Nebennieren. Die Nebennieren schütten dann die Hormone Aldosteron, Cortisol und in geringem Ausmaß Sexualhormone aus.

Wirkung auf Hypophyse und Gonaden:

GnRH, auch Gonadotropin-Releasing-Hormon oder Gonadoliberin, bewirkt in der Hypophyse die Ausschüttung von FSH (Follikelstimulierendes Hormon) und LH (luteinisierendes Hormon). Diese Hormone wirken auf die Gonaden. FSH regt bei der Frau das Eizellenwachstum im Eierstock und beim Mann die Spermatogenese an. LH löst bei der Frau den Eisprung und die Gelbkörperbildung und beim Mann die Spermienreifung aus.

Wirkung auf Hypophyse und Wachstumshormon:

GHRH, auch Growth-Hormone-Releasing-Hormon oder Somatoliberin, bewirkt in der Hypophyse die Ausschüttung von Wachstumshormon. Es ist eine Vorstufe des Ghrelin (Growth-Hormone-Release-Inducing-Hormone).

GHIH, auch Growth-Hormone-Inhibiting-Hormon oder Somatostatin, bewirkt in der Hypophyse die Hemmung der Ausschüttung von Wachstumshormon. Somatostatin ist außerdem ein Verdauungshormon.

Wirkung auf Hypophyse und Haut:

MSH-RH, auch MRH oder Melanoliberin, bewirkt im Hypophysenzwischenlappen (pars intermedia) die Ausschüttung von MSH, auch Melanozyten-Stimulierendes-Hormon oder Melanotropin, was zur verstärkten Hautpigmentierung führt.

MSH-ICH, auch MIH oder Melanostatin, bewirkt im Hypophysenzwischenlappen eine Hemmung der Ausschüttung von MSH, wodurch die Hautpigmentierung vermindert wird.

Wirkung auf Hypophyse und Brust:

PRL-RH, auch Prolaktin-Releasing-Hormon oder Prolaktoliberin. TRH kann eine PRL-Produktion auslösen. PRL bewirkt in der Hypophyse die

Prolaktinausschüttung. Prolaktin wirkt auf die Milchdrüse, die dann laktiert.

PRL-ICH, auch Prolaktin-Inhibiting-Hormon oder Dopamin, hemmt in der Hypophyse die Prolaktinausschüttung, was in der Milchdrüse die Laktation hemmt. Des Weiteren ist Dopamin ein Katecholamin mit Neurotransmitterwirkung. Es wirkt in vielen Bereichen des Nervensystems und des autonomen Nervensystems.

Wirkung auf Hypophyse und Wasserhaushalt:

ADH, auch Vasopressin oder Adiuretin, ein Peptidhormon, ist ein Effektorhormon, das im Hypothalamus produziert wird und dann über Nervenbahnen in den Hypophysenhinterlappen gelangt, um dort gespeichert zu werden. Sobald der Körper das Hormon benötigt, wird es in die Blutbahn ausgeschüttet und bewirkt direkt vor Ort eine Reaktion. Bei Flüssigkeitskarenz erhöht sich der osmotische Druck im Blut, was wiederum zu einer Ausschüttung von ADH führt. ADH bewirkt dann, dass Flüssigkeit aus den Harnkanälchen der Niere zurück ins Blut resorbiert wird, was den osmotischen Druck wiederum senkt und somit auch die Ausschüttung von weiterem ADH aus dem Hypophysenhinterlappen.

Wirkung auf Hypophyse und Mutter-Kind-Beziehung:

Oxytocin ist ein Neuropeptid aus der Gruppe der Proteohormone und wird im Kerngebiet des Hypothalamus (nucleus paraventricularis und nucleus supraopticus) gebildet und über Nervenbahnen im Hypophysenhinterlappen (Neurohypophyse) gespeichert. Es ist ein Effektorhormon und braucht keine weitere Drüse zwischen der Ausschüttung aus der Hypophyse in die Blutbahn und seiner Wirkung. Es wird durch Aktivität in Bereichen des Stammhirns, wie z.B. der Amygdala, ausgeschüttet.

Oxytocin löst die Wehen aus und sorgt für den Einschuß der Muttermilch. Es löst die Nachwehen aus und die Rückbildung der Gebärmutter nach der Geburt. Es ist für die Mutter-Kind-Bindung verantwortlich. Oxytocin wird bei Babys durch Nuckeln und den Stillvorgang ausgeschüttet. Oxytocin ist aber auch das Hormon der Liebe und der Zuneigung. Die Ausschüttung wird durch angenehmen Körperkontakt ausgelöst. Es ist ein Hormon und ein Neurotransmitter. Die Rezeptoren für Oxytocin befinden sich in den Milchdrüsen, den Geschlechtsorganen, den Nieren, dem Thymus, der Bauchspeicheldrüse und in den

Fettzellen. Es mindert den Blutdruck, den Cortisolspiegel, es wirkt sedierend, bewirkt Gewichtszunahme und verbesserte Wundheilung. Es wirkt sich stressmindernd auf die HPA-Achse (hypothalamic-pituitary-adrenocortical-axis) aus. In hohen Dosen wirkt es wie ADH. Man vermutet, dass Oxytocin auch Krebs verhindert. Oxytocin wird mit Liebe, Vertrauen und Ruhe in Verbindung gebracht. Oxytocin wird bei Massagen, bei Hypnosen und beim Singen vermehrt ausgeschüttet. Oxytocin wird auch als das Orgasmus-, Kuschel- oder Treuehormon bezeichnet.

Hypothalamus-Hypophysen-System

Im Hypothalamus werden inhibiting und releasing Hormone gebildet, die über den hypophysären Portalkreislauf in den Vorderlappen der Hypophyse gelangen und dort wirken. Des Weiteren werden im Hypothalamus Effektorhormone gebildet, die über Axone weitergeleitet im Hinterlappen der Hypophyse gespeichert werden, um dort in den Blutkreislauf bei Bedarf zu gelangen.

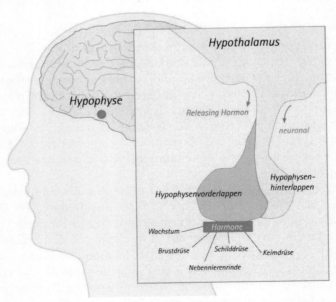

Abb.9: Hypophysen-Hypothalamus-System.

Hypophyse (Hirnanhangsdrüse)

Die Hypophyse ist so groß wie ein Kirschkern. Sie besteht aus zwei Teilen, dem Hypophysenvorderlappen (Adenohypophyse), die selbst Hormone bildet, und dem Hypophysenhinterlappen (Neurohypophyse), die nur ein Lager für Hormone darstellt. Der Hypophysenhinterlappen ist Teil des Hypothalamus und somit ein Teil des Nervensystems und keine endokrine Drüse. Da zwischen Hypothalamus und dem Hypophysenhinterlappen die Blut-Hirn-Schranke besteht, muss der Hypothalamus erst seine Produkte in den Hypophysenhinterlappen schaffen und kann sie selbst nicht in die Blutbahn abgeben.

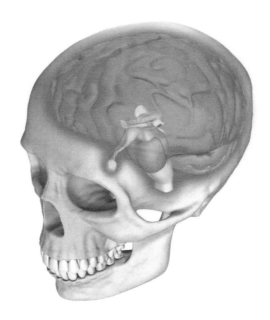

Abb.10: Hypophyse (kleine gelbe Struktur), die mit dem Hypophysenstiel mit dem Hypothalamusgewebe verbunden ist.

Epiphyse (Zirbeldrüse)

Die Epiphyse liegt im Zwischenhirn im Epithalamus. In ihr wird das Hormon Melatonin vor allem nachts in sekretorischen Nervenzellen (Pinealozyten) produziert. Melatonin ist das Hormon, das für die Chronobiologie des Körpers verantwortlich ist. Außerdem hat Melatonin mit der Geschlechtsentwicklung zu tun. Melatoninmangel kann mit der Entwicklung von Migräne zusammenhängen.

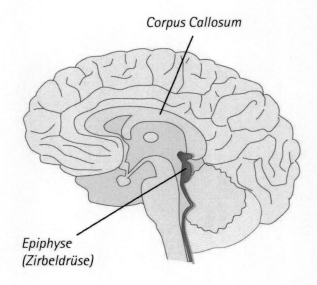

Abb.11: Epiphyse.

Schilddrüse und Nebenschilddrüsen

Glandula thyroidea (Schilddrüse)

Die schmetterlingsförmige Schilddrüse befindet sich vorne am Hals unterhalb des Kehlkopfes vor der Luftröhre unterhalb des Schildknorpels. Sie speichert Jod und bildet die jodhaltigen Schilddrüsenhormone (Tetraiodthyronin, T4 oder Thyroxin, und Triiodtyronin oder T3). Sie erhält aus der Hypophyse je über das Steuerhormon TSH je nach Körperbedarf Input, ob sie diese produzieren soll oder nicht. Die TSH-Ausschüttung wiederum wird durch TRH aus dem Hypothalamus ausgeschüttet, der mitunter auf die Konzentration der Schilddrüsenhormone im Blut reagiert. Bei genug Angebot schüttet er kein TRH, bei zu wenig Angebot im Blut schüttet er TRH aus, damit die Hypophyse über die Ausschüttung von TSH wiederum die Schilddrüse zur Ausschüttung der gespeicherten Schilddrüsenhormone angeregt wird. Durch diese sogenannte negative Rückkopplung wird der Stoffwechsel aufrecht erhalten.

Die Schilddrüsenhormone sind entscheidend für den Energiestoffwechsel des Körpers. Sie erhöhen den Umsatz des Stoffwechsels. Besonders Zucker- und Fettstoffwechsel werden angeregt, die Körperfunktionen, wie z.B. Ausscheidung über die Haut, werden verstärkt, die Darmaktivität und die Erregbarkeit der Nerven erhöht. Insgesamt sind Schilddrüsenhormone für einen erhöhten Grundumsatz verantwortlich.

Sie regulieren das Wachstum von Neugeborenen. Besonders die neurologische Entwicklung ist entscheidend von Schilddrüsenhormonen abhängig.

Die Schilddrüse produziert das drei- bis vierfache an T4 verhältnismäßig zu T3. T3 ist jedoch viel wirksamer als T4. Aus diesem Grund wird in der Zielzelle T4 zu T3 dejodiert. Die Rezeptoren liegen in den Zellkernen und den Mitochondrien. Sie bestehen aus Proteinen, die an der DNA gebunden sind, um Genexpression zur Produktion von Proteinen zu hemmen. Bindet sich T3 oder T4 daran, kommt es zur Aktivierung der Rezeptoren und somit zur Genexpression und zur Produktion der Proteine.

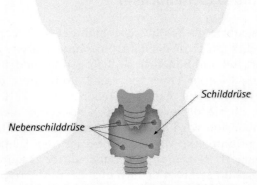

Abb.12: Schilddrüse und Nebenschilddrüsen.

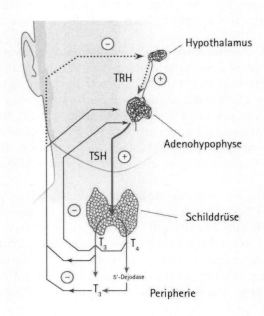

Abb.13: Regelkreislauf Hypothalamus-Hypophyse-Schilddrüse-Gewebe-Hypothalamus.

Glandulae parathyroideae (Nebenschilddrüsen)

Die Nebenschilddrüsen sind 4 Epithelkörperchen, die in der Größe von Linsen paarig auf der Schilddrüse symmetrisch angeordnet sind. In ihnen wird das Parathormon zur Erhöhung des Calciumspiegels im Blut (indirekte Aktivierung von Osteoklasten) und das antagonistische Hormon Calcitonin zur Senkung des Calciumspiegels im Blut gebildet.

Literatur
15), 31), 25)

Thymus (bildet sich nach Erlangung der Geschlechtsreife zurück)

Der Thymus liegt mittig im vorderen Brustbereich. Er wächst bis zur Pubertät und bildet sich dann wieder zurück und wird durch Fettgewebe ersetzt. Im Thymus werden die T-Lymphozyten gebildet. Im Thymus werden auch Hormone, die sogenannten Thymuspeptide gebildet, die aber weitgehend noch nicht genügend erforscht sind.

Langerhans Inseln des Pankreas (Bauchspeicheldrüse)

In der Bauchspeicheldrüse befindet sich ein exokriner Anteil, der die Verdauungsenzyme bildet und über zwei Ausführungsgänge in den Zwölffingerdarm abgibt, und ein endokriner Anteil, der in den Langerhans Inseln zu suchen ist. Hier werden die Hormone Insulin (bei Mangel Diabetes) und Glucagon gebildet, die antagonistisch die Regulation des Blutzuckerspiegels steuern. Des Weiteren werden die Hormone Somatostatin (s.o. wird auch im Hypothalamus produziert), das pankreatische Polypeptid (Verdauungshormon besonders bei eiweißreicher Nahrung) und Ghrelin (wird auch im Magen und als Vorstufe auch im Hypothalamus produziert. Es regelt den Appetit und wird als Depressionshemmer diskutiert).

Glandulae suprarenales (Nebennieren)

Die Nebennieren sind paarig angelegte Hormondrüsen, die den Nieren direkt oben aufsitzen. Sie werden durch hormonelle Regelkreisläufe und durch das vegetative Nervensystem angeregt. In der Nebennierenrinde werden Steroidhormone für den Wasser-, Mineralstoff- und Zuckerhaushalt gebildet, das Nebennierenmark gehört zum sympathischen Nervensystem und bildet die Katecholamine Adrenalin und Noradrenalin.

Die Nebennierenrindenhormone werden aus Cholesterol hergestellt. Es wird in die Mitochondrien befördert, wo es zu Pregnenolon umgewandelt wird. Daraus werden dann die Hormone Progesteron (Geschlechtshormon), Aldosteron (Hormon des Salzstoffwechsels – bei Mangel entsteht das Conn-Syndrom), DHEA (Prohormon für die Androgene), Testosteron, alle weiteren Androgene (Androstendion, Androstendiol, Androsteron, DHT/Dihydrotestosteron) und Cortisol hergestellt. Eine Nebennierenrindeninsuffizienz wird als Morbus Addison bezeichnet. Überproduktion von Cortisol durch eine übermäßige Ausschüttung aus der Hypophyse (Tumoren in der Hypophyse) von ACTH verursacht den Morbus Cushing. Den Ausfall der Nebennierenrinde nennt man Waterhouse-Fridrichsen-Syndrom.

Bei einer Nebennierenschwäche kann es zu allgemeiner Schwäche und Müdigkeit kommen. Die Patienten haben niedrigen Blutdruck und einen schwachen Kreislauf, sie neigen zu Infektionen aufgrund einer Immunschwäche und bekommen leicht Allergien. Sie haben einen dysregulativen Zustand mit Schweißausbrüchen, Herzrhythmusstörungen und Lichtempfindlichkeit. Sie neigen zu Übergewicht mit Ödemen und Wassereinlagerungen, sie haben häufiger Harndrang und Verletzungen heilen nicht so gut. Auch in der CMD kann eine Nebennierenschwäche von Belang sein. Patienten mit Nebennierenschwäche leiden auch an Gelenkproblemen, Rückenschmerzen und Muskelspasmen.

Das Nebennierenmark wird als sympathisches Paraganglion angesehen. Hier werden Adrenalin und Noradrenalin in den chromaffinen Zellen gebildet, die bei Bedarf in die Blutbahn abgegeben werden.

Literatur
64), 142), 144), 171)

Gonaden

Ovarien (Eierstöcke)

Die Eierstöcke sind bei der Frau paarig angelegt. Sie sind das primäre weibliche Geschlechtsorgan. Sie sind die Keimdrüsen (Gonaden) der Frau. Hier werden die Eizellen produziert und die weiblichen Geschlechtshormone. Hierzu zählen 17-ß-Estradiol, Estrone, Estriol und Progesteron.

Testes (Hoden)

Die Hoden sind beim Mann paarig angelegt. Sie sind das primäre männliche Geschlechtsorgan. Sie sind die Keimdrüsen (Gonaden) des Mannes. Hier werden die Spermien produziert und die männlichen Geschlechtshormone. Hierzu zählen die Androgene, insbesondere das Testosteron.

Im Hypothalamus wird Gonadoliberin stoßweise ausgeschieden, was im Hypophysenvorderlappen die Bildung von LH und FSH hervorruft. Diese beiden Hormone werden in die Blutbahn abgegeben und über einen negativen Rückkopplungsmechanismus kommt es in den Leydig-Zellen des Hodens zur Testosteronbildung (siehe oben Synthese aus Cholesterol). Es wird diskutiert, dass Melatonin und Dopamin eine Rolle in diesem Regelkreis spielen.

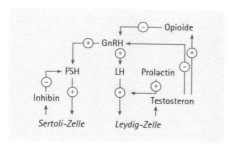

Abb.14: Hormonproduktion im Hoden.

Literatur
68), 69), 163), 164)

Hormonsystem

Das Hormonsystem oder endokrine System (von endo = innen und krinein = ausscheiden) ist ein komplexes System des menschlichen Körpers. Es besteht aus Hormondrüsen, von denen sogenannte Hormone (Botenstoffe) in die Blutbahn oder in das Gewebe ausgeschieden werden.

Das Hormonsystem und die Hormone sind für die Steuerung der Zell- und Körperfunktionen verantwortlich. Sie regeln Empfängnis, Fortpflanzung, Schwangerschaft, Geburt, Wachstum, Verdauung, Energiegewinnung, Stressbewältigung, neuronale und muskuläre Steuerung, Wasserhaushalt, Appetit und Hunger und vieles mehr. Diese meist vegetativen Funktionen werden übergeordnet vom Hypothalamus und höheren Gehirnarealen geregelt. Hier befindet sich die Schaltzentrale durch die neuroendokrinen Zellen zwischen dem Nervensystem und dem Hormonsystem. Bei einem Einzeller ist die Notwendigkeit der Kommunikation innerhalb seines Körpers nicht gegeben. Sobald ein Organismus über mehr als zwei Zellen verfügt, benötigen diese Zellen Kommunikationswege, um sich gegenseitig abzustimmen. Bei komplexen Organismen, wie z.B. den Säugetieren, gibt es das Nerven-, das Immun- und das Hormonsystem, um diese Kommunikation aufrecht zu erhalten.

Hormone sind Signalstoffe (first messengers) für spezifisch wirkende Zielzellen von Erfolgsorganen. Sie haben direkte Wirkung an diesen Zellen und geben gleichzeitig das Signal in der Rückkopplung, wie es um das hormonbildende Organ steht.

Es gibt über 30 verschiedene bisher entdeckte menschliche Hormone. Sie sind biochemische Botenstoffe. Die endokrin wirksamen Hormone werden von Hormondrüsen in den Blutkreislauf ausgeschüttet, so dass sie über die Blutflüssigkeit oder gebunden an Proteine in der Blutflüssigkeit an die Zielorgane gesendet werden können. Dort gibt es die sogenannten Zielzellen (target cells), die aufgrund ihrer speziellen Rezeptoren von den zu ihnen passenden Hormonen erkannt werden. Parakrin wirksame Hormone werden von Hormondrüsen oder hormonbildenden Zellen so ausgeschüttet, dass sie direkt in der Nähe wirksam werden können. Hormone können ihre Wirkung entfalten, indem sie sich an der Zellmembran oder im Zytoplasma ihnen entsprechender Zellen mit speziellen passenden Rezeptoren verbinden und hierdurch Reaktionen der Zelle durch intrazelluläre Botenstoffe (second messengers) verursachen.

Literatur
17), 60), 69), 84), 138)

Geschlechtshormone

Die Geschlechtshormone werden in diesem Kapitel gesondert hervorgehoben, da sie eine besonders große Rolle in der Entwicklung von CMD zu spielen scheinen.

Östrogene

17-ß-Estradiol ist das vorherrschende und wirksamste Östrogen, das vor allem während der reproduktiven Jahre einer Frau vorherrscht. Es wird auch bei Männern in geringerer Dosis gefunden. Es ist ein Metabolit des Testosterons. Es hat Wirkung auf viele andere Organe, besonders hervorzuheben ist seine Wirkung auf die Knochen. Es wird aus Cholesterin gebildet, das erst zu Androstenedione gebildet wird, das zu Testosteron umgewandelt wird, das wiederum mit dem Enzym Aromatase in Estradiol umgewandelt wird oder Androstendione wird direkt zu Estron umgewandelt, was wiederum zu Estradiol umgewandelt wird.

Östrogene werden in den Graafschen Follikeln der Ovarien gebildet und eine kleine Menge in der Nebennierenrinde und beim Mann in den Hoden. Fettzellen sind in der Lage, auch nach der Menopause Precursor Moleküle zu Estradiol umzuwandeln.

Estradiol wird auch im Gehirn und den Arterienwänden produziert. Estradiol geht frei in die Zielzellen und reagiert mit dem Zielrezeptor im Zytoplasma. Dann kann Estradiol in den Zellkern eindringen und dort genetische Transkriptionen auslösen. Die Rezeptoren für Estradiol sind ER-alpha und ER-beta. Estradiol ist im Blutplasma an Proteine gebunden, wie das SHBG (sex hormone binding globuline) und das Albumin. Nur ein kleiner Teil von 2 % kann sich frei und aktiv im Plasma befinden. Estradiol wird in der Leber konjugiert zu Estriol und über die Nieren ausgeschieden. In der Leber katalysiert Estradiol zahlreiche

Reaktionen wie z.B. die Produktion von Proteinen, Lipoproteinen, binding proteins und Gerinnungsfaktoren. Im Gehirn wird Östrogen aus steroidalen Prekursoren gebildet. Östrogen hat im Gehirn antioxidative Wirkung und somit neuroprotektive Funktionen.

Die Östrogenausschüttung der Ovarien regt den Regelkreis des Hypothalamisch-Hypophysären-Systems an oder blockiert ihn in der Ausschüttung der Gonadotropine. Der Östrogenspiegel ist für die mentale und psychische Gesundheit der Frau entscheidend. Eine Spiegelsenkung kann zu Depressionen führen, was nach Schwangerschaften zu beobachten ist. Man nimmt an, dass Östrogene Gedächtnisverlust und Demenz bei menopausalen Frauen lindern oder verhindern können. Östrogen spielt eine große Rolle in der sexuellen Differenzierung im Gehirn sowohl pränatal als auch postnatal und scheint das Verhalten deutlich zu beeinflussen.

Unter Östrogenen versteht man drei verschiedene Moleküle:

1. das 17-ß-Estradiol, das mit zwei Hydroxylgruppen auch als E2 bezeichnet wird, ist das am häufigsten vorkommende Östrogen im Körper während der Reproduktionsphase einer Frau.

2. 10-mal weniger stark als das Estradiol ist das Estron, das aufgrund nur einer Hydroxylgruppe auch E1 genannt wird und das am meisten vorkommende Östrogen der Frau in der Menopause ist.

3. 80-mal weniger stark als das Estradiol ist das Estriol, das auch als E3 aufgrund von drei Hydroxylgruppen bezeichnet wird und das vorherrschende Östrogen der Schwangerschaft ist.

Estradiol, Estron und Estriol verbessern die Durchblutung des Uterus in der Schwangerschaft. Sie stimulieren das Wachstum der Brust und erweichen den Uterushals und verursachen die Bildung von Oxytocin-Rezeptoren.

Auch Männer bilden 17-ß-Estradiol, das ein Stoffwechselprodukt des Testosterons ist. Der Spiegel beim Mann entspricht in etwa dem Serumniveau einer Frau in der Menopause (unter 35 pg/ml). Ist der Spiegel beim Mann zu hoch oder ist das Mengenverhältnis zum Testosteron gestört, so kann es zur Vergrößerung der Prostata und zur Verweiblichung führen.

Östrogene haben nicht nur Einfluss auf die Sexualorgane (Wachstum der primären und Ausbildung der sekundären Geschlechtsorgane), sondern wirken wie auch Progesteron und Testosteron in vielen Teilen des Körpers, wo sie verteilt ihre Zielzellen mit den passenden Rezeptoren haben. Ein z.B. ausreichend hoher Estradiolspiegel mit

ausreichend hohem antagonistischem Progesteronspiegel ist für eine
gesunde Wirkung auf die Knochen notwendig, da durch Estradiolmangel ein Mangel an Calcitonin und Parathormon entstehen kann, was zu
mehr Abbau des Knochens führen kann. Bei Mangel von Progesteron
kann es zusätzlich zur Östrogendominanz trotz Estradiolmangels
kommen und somit kommt die knochenabbauende Komponente des
Estradiols noch zusätzlich hinzu. So kann es zu Osteoporose kommen.
Östrogen verbessert des Weiteren die periphere Durchblutung, was
ebenso bei Mangel zu Gewebsschäden führen kann. Im Menstruationszyklus regen Östrogene in der Gebärmutter das Wachstum des Endometriums an, es kommt zur Vermehrung und Vergrößerung der glatten
Muskelzellen, deren Durchblutung verbessert wird.

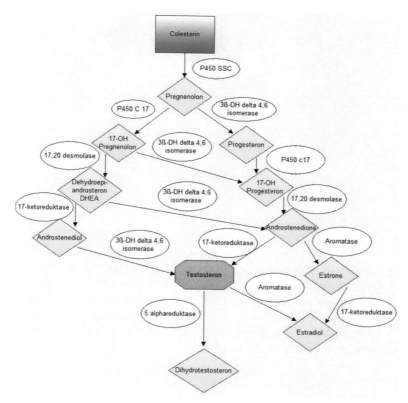

Abb.15: Synthese der Steroidhormone aus Cholesterin.

Alle Steroidhormone dringen in die target-Zelle ein. Im Zytoplasma befinden sich die entsprechenden Rezeptoren, die sogenannten zytoplasmatischen Bindungsproteine, mit denen sie einen Hormon-Rezeptor-Komplex bilden. Dieser kann nun in den Nucleus transportiert werden, wo er an der DNA eine Transkription von mRNA vornimmt. Diese wird dann in die Ribosomen transportiert und in ihnen kommt es zur Bildung von Proteinen, die dann eine Zellantwort provozieren. Dieser Vorgang kann Stunden dauern.

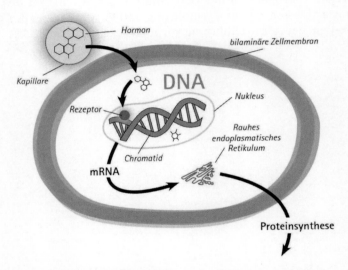

Abb.16: Proteintranskription durch Steroidhormone in der Zelle.

Östrogen aktiviert Onkogene, wenn es nicht in antagonistischer Funktion mit dem Progesteron zusammenarbeitet. Östrogene verursachen im Zyklus (vor allem am Peak) die Bildung von Progesteronrezeptoren. Östrogene fördern die Zellbildung, Progesteron die Apoptose. Östrogen und Progesteron arbeiten also fein abgestimmt in antagonistischer und komplementärer Funktion zusammen.

Progesteron

Auch das Progesteron ist ein Steroidhormon. Es wird Gelbkörperhormon genannt, da es in der zweiten Hälfte des Menstruationszyklus durch den Gelbkörper gebildet wird. In der Schwangerschaft wird es in hohen Mengen von der Plazenta produziert. Bei Männern wird Progesteron in den Hoden gebildet, bei Mann und Frau wird Progesteron zusätzlich in kleinen Mengen in den Nebennierenrinden hergestellt. Progesteron wird aus Cholesterin über den Metabolit Pregnenolone gebildet. Es kann Ausgangsstoff für die Synthese von Testosteron und Östrogen und anderen Steroidhormonen sein und ist essenziell für das Überleben und die Entwicklung der befruchteten Eizelle in der Schwangerschaft.

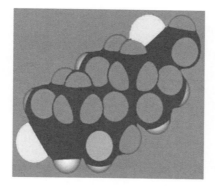

Abb.17: Progesteronmolekül.

Progesteron ist für viele Stoffwechselvorgänge notwendig. Es ist im Blut an das wasserlösliche CBG (Cortisolbindendes Protein) gebunden. Es ist der dringend notwendige Antagonist für Östrogen, um eine Östrogendominanz zu verhindern. Nachfolgend eine Tabelle mit antagonistischen und komplementären Wirkungen der beiden Hormone.

Antagonismus Östrogen und Progesteron

Östrogene	Progesteron
Antagonistische Effekte:	
Wasserretention, Schwellungen durch Salzretention, dadurch Förderung der Aldosteronbildung, was zu Wasserstau und Hypertonus führt	diuretischer Effekt, Schwellungsabbau durch Östrogenrezeptorenabbau in Brust und Uterus, Blockade der Aldosteronrezeptoren – dadurch Förderung der Harnmenge und Ausscheidung
verursacht intrazelluläre Hypoxie	Erhöhung der Sauerstoffmenge in der Zelle
verringert die Wirkung von Schilddrüsenhormonen	belebt die Schilddrüse
setzt Histamin frei	Histaminblockierung, antiallergisch, Stärkung des Immunsystems und Verhinderung von Autoimmunerkrankungen
erhöht die Blutgerinnung und fördert das Risiko von Infarkt	vermindert die Blutgerinnung und mindert das Risiko von Infarkt
verdickt die Galle	reguliert die Galle
beeinträchtigt die Libido	erhöht die Libido
fördert Zystenbildung in der Brust und somit das Risiko auf Brustkrebs	fördert die Apoptose in der Brust und somit das Auflösen von Brustzysten - Krebsprophylaxe
fördert Myombildung	Verkleinerung von Myomen
fördert endometrische Proliferation und dadurch Gefahr von endometrialem Krebs, Förderung von Eierstockzysten	Stop endometrischer Proliferation und Proliferation im Eierstock durch Apoptose – Krebsprophylaxe
Stimulation des sympathischen Nervensystems – Wachheit, jedoch ohne Progesteronantagonismus – Nervosität, beschleunigtes Atmen, Erhöhung des Blutdrucks, Hitzewallungen, Schwindel	Stimulation des parasympathischen Nervensystems – Regulierung des Schlaf-Wach-Rhythmus, Verlangsamung des Atmens, Senkung des Blutdrucks, Thermoregulation, Gleichgewichtsregulierung

Erschöpfung	Aktivitätsanregung
Gewichtszunahme	Abbau von Fett zur Energienutzung
fördert den Knochenabbau	Knochenaufbau
Stimmungsschwankungen und Depressionen	antidepressive Wirkung
fördert ohne Progesteron als Antagonist Bindegewebsprobleme wie trockene Haut und Haarausfall (durch Störung der Schilddrüse)	Regulierung des Bindegewebes durch Apoptose
fördert ohne Progesteron als Antagonist Kopfschmerzen und Gelenkschmerzen	Schmerzreduzierend
fördert Schwankungen im Blutzucker	Blutzuckerregulierung
Komplementäre Effekte:	
Verweiblichung der Körperformen – nur bei Östrogendominanz bei Progesteronmangel Unfruchtbarkeit	bereitet den Uterus für die Einnistung der fertilisierten Eizelle vor – Schwangerschaft
vaginale Lubrifikation	Schließung des Uterushalses während der Schwangerschaft
weibliche Stimme	Anpassung der Gebärmuttermuskulatur an das wachsende Baby
Ovulationsinitiierung	Förderung des Stoffwechsels des Embryos
Zyklusprobleme wenn Progesteron nicht als Antagonist vorhanden	Gebärmutterschleimhautabbau wenn nicht schwanger und Auslösung der Menstruationsblutung – Regulierung des Zyklus
	Vorstufenhormon von Corticosteron
	Regulierung des Zink- und Kupfer-Spiegels
	Stärkung der Blutgefäße

Tab. 1: Übersicht der Aufgaben von Östrogenen und Progesteron.

Estradiol und Progesteron sind unabdingbare Teamplayer mit antagonistischer und komplementärer Wirkung. Nachfolgend der optimale

Verlauf der beiden Hormone im weiblichen Zyklus einer jungen gesunden Frau. Die erste Hälfte des Zyklus wird in wissenschaftlichen Studien mit Proestrus und die zweite mit Diestrus bezeichnet.

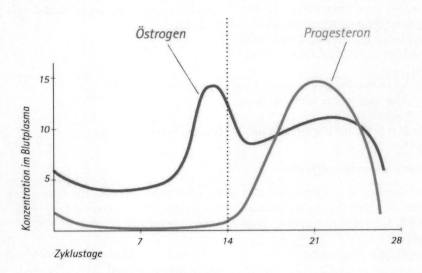

Abb.18: Zyklus der weiblichen ovarialen Geschlechtshormone, Estradiol hat seinen peak am 13., Progesteron am 21. Tag.

Bereits in jungem Alter kommen häufig Progesteronmangelzustände vor. Daraus können bereits tendentiell Symptome der Östrogendominanz entstehen. Je älter oder gestresster eine Frau ist, desto stärker wird sich dieser Mangel ausprägen. Fehlt Progesteron bei stabilem Östrogenspiegel, kommt es zu Störungen und Symptomen der Östrogendominanz. Fehlt Progesteron mehr und Östrogen auch, aber weniger, so kommt es zu denselben Symptomen. Aus diesem Grund reicht es oft nicht aus, nur Progesteron zu substituieren, sondern es muss auch Estradiol substituiert werden. Im Tierversuch konnte man feststellen, dass Relaxin und Glukoaminoglykane im Gelenk durch Östrogen ab- und durch Progesteron aufgebaut werden.

Testosteron

Testosteron ist ein steroidales Geschlechtshormon, das bei Mann und Frau vorhanden ist. Es ist geschlechtsspezifisch in unterschiedlicher Wirkung und Konzentration aktiv. Testosteron wird genau wie die anderen Steroidhormone über Cholesterin über den Weg des Progesterons synthetisiert. Es wird bei Männern im Hoden und den Nebennierenrinden gebildet. Bei Frauen wird es in den Eierstöcken und den Nebennierenrinden produziert. Es wirkt auf die männlichen Geschlechtsorgane und bildet die sekundären Geschlechtsmerkmale beim Mann aus. Wachstum ist ohne Testosteron nicht möglich. Testosteron regt die Spermienproduktion an.

Wie das Östrogen und das Progesteron wird es im Blut an Proteine gebunden, den sogenannten sexualhormonbindenden Globulinen (SHBG). Testosteron fördert die Körperbehaarung und das Wachstum der Barthaare, jedoch nicht der Kopfhaare. Testosteron hat eine anabole Wirkung wie das Östrogen im Gegensatz zum Progesteron und Cortisol, die eher eine katabole Wirkung zeigen. Testosteron verstärkt die Knorpel- und Knochenneubildung, es ist für die Libido notwendig und für einen guten Antrieb und eine lange Ausdauer. Dominanz und Aggression werden dem Testosteron zugeschrieben. Testosteron unterstützt die Blutbildung (Erythrozyten) durch Erythropoetinfreisetzung in der Niere und fördert die Aktivierung des Knochenmarks. Testosteronproduktion steht in Korrelation mit der Schlafdauer (ansteigend bis 8 h, dann abfallend).

Im Klimakterium des Mannes kommt es zum Testosteron-Mangel-Syndrom, das ebenso für CMD-Symptome verantwortlich gemacht werden kann. Es ist im Serumspiegel mit cirkadianen Schwankungen ausgezeichnet. Frühmorgens besteht ein Peak, nachmittags sinkt die Kurve maximal ab. Aus diesem Grund sind Substitutionstherapien bei Männern oft schwieriger als bei Frauen.

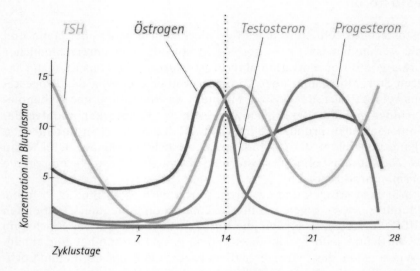

TSH   Östrogen   Testosteron   Progesteron

Konzentration im Blutplasma

15

10

5

7   14   21   28

Zyklustage

Abb.19: Der menstruelle Zyklus untermalt mit dem Zyklus von TSH und Testosteron.

Literatur

31), 33), 38), 45), 50), 57), 63), 65), 66), 67), 68), 69), 77), 78), 86), 88), 89), 98), 105), 107), 110), 119), 133), 152), 163), 164), 169)

CMD-relevante Hormone

Prävalenz und Vorkommen von CMD

Frauen sind bis zu zweimal so oft von CMD betroffen wie Männer. Ca. 80 % der Patienten, die sich auf CMD behandeln lassen, sind Frauen, hierbei spielt das Alter eine große Rolle. Junge Frauen leiden weniger an einer CMD als Frauen im reproduktiven Alter zwischen 20 und 40 Jahren. Frauen in der Menopause, davor und danach sind ebenso stark betroffen, wogegen Kinder, Jugendliche und Ältere ab 65 weniger CMD-Erkrankungen aufweisen. Diese Prävalenz lässt eine Abhängigkeit der

Entwicklung der Symptomatik von der weiblichen hormonellen Achse vermuten.

Geschlechtshormone und CMD

Zahlreiche Studien zeigen tatsächlich, dass die Entwicklung der CMD mit der Wirkung von Geschlechtshormonen zusammenhängt. Auffällig ist die häufigere Erkrankung von Frauen im reproduktiven Alter, was nahe legt, dass weibliche Geschlechtshormone im Vordergrund stehen könnten.

2002 untersuchten russische Forscher 30 CMD-Patientinnen mit intakten Zähnen und orthognather Okklusion (ohne weitere Definition bezüglich der Feststellung der orhognathen Okklusion) sowohl zahnärztlich wie auch gynäkologisch und teilten sie in zwei Gruppen. Die eine Gruppe wurde konventionell behandelt mit kieferorthopädischer Behandlung, Medikation und Physiotherapie, die andere Gruppe wurde mit oralen Contraceptiva „Femoden" behandelt. Während in der ersten Gruppe 46,67 % Behandlungserfolg vermerkt wurde, konnte in der zweiten Gruppe mit der Hormonersatztherapie ein 100 %iger Behandlungserfolg vermerkt werden. Aus diesem Grund empfahlen sie, CMD-Patienten, die hormonnormalisierende Therapien erhalten haben, weiter zu beobachten.

In weiteren Studien konnte beobachtet werden, dass steroidale Geschlechtshormone einen Effekt auf den Kollagen- und Proteingehalt des temporomandibulären Gelenks hatten. In Phasen mit wenig Sexualhormonen konnte eine erhöhte Schmerzempfindlichkeit durch eine Verminderung der endogenen Opioid-Aktivität festgestellt werden. Diese Erkenntnis lässt verstehen, dass bei Frauen stärkere Schmerzempfindungen entstanden als bei Männern, die keine hormonellen Fluktuationen hatten.

In Tierversuchen konnten geschlechtsspezifische Unterschiede der Muskelfasern im M. Masseter gefunden werden, Kraft und Schnelligkeit waren bei Männchen höher als bei Weibchen. Aufgrund von Geschlechtsunterschieden konnte auch eine unterschiedliche zelluläre Antwort auf Morphin bei Kiefergelenksschmerzen erreicht werden. In der oberflächlichen Schicht des Subnucleus caudalis trigeminalis und in der Übergangsregion für die obere HWS scheinen sich kiefergelenksrespondierende Neuronen zu befinden, da Geschlechtshormone in die

Schmerzkontrolle interagierten und die neurale Aktivität dieser Neuronen änderten.

Es konnte festgestellt werden, dass die unterschiedlichen Geschlechter unterschiedlich auf Entzündung reagierten. Daraus liess sich folgern, dass die orofaziale Region von Geschlechtshormonen bezüglich der Nozizeption abhängen müsste.

Literatur
4), 5), 42), 46), 47), 111), 118), 134), 160)

Rezeptoren CMD-relevanter Geschlechtshormone

Weibliche Geschlechtshormone und deren weibliche Zielzellen mit entsprechenden Rezeptoren scheinen ein Schlüssel für die Entwicklung von CMD zu sein. Zahlreiche Studien bringen zum Ausdruck, dass Rezeptoren für steroidale Geschlechtshormone im temporomandibulären Gelenk, in kiefergelenksnahem Gewebe, in der Kaumuskulatur, im trigeminalen Nucleus und im Übergangsgebiet zur Verschaltung der Halswirbelsäule vorhanden sind und somit dort die Grundlage für deren Wirkung bilden. Vor allem Rezeptoren für Östrogene scheinen für die Entwicklung von CMD entscheidend zu sein, das männliche Hormon Testosteron für das Herunterregulieren der Östrogenrezeptoren.

Der Menge an Geschlechtshormonen wird dabei ein entscheidender Einfluss zugeordnet, da es nur zu Problemen bei Östrogenmangel und/oder bei Störungen der Mengenverhältnisse mit anderen Hormonen kommt, unabhängig von der Rezeptorsituation.

In Studien konnte nachgewiesen werden, dass sowohl bei Männern wie auch bei Frauen, ob mit oder ohne CMD-Symptomen, Östrogenrezeptoren im Kiefergelenksbereich vorlagen. Frauen mit CMD-Symptomen hatten jedoch mehr Rezeptoren. Der Diskus artikularis des Kiefergelenks und fibrocartilagene Zellen sind Zielgewebe für weibliche Geschlechtshormone. Weder das Gewebe aus der posterioren bilaminären Zone noch das posteriore Ligament des Kiefergelenks weisen Östrogenrezeptoren auf.

Auch im Tierversuch ließ sich feststellen, dass im temporomandibulären Gelenk, vor allem in der Gelenkoberfläche des Kondylus, dem Diskus artikularis und in der Gelenkkapsel zahlreiche Zellen mit Östrogenrezeptoren angereichert waren. Die Kaumuskulatur beinhaltete dazu relativ weniger Rezeptoren. Dies spricht für eine tragende Rolle von steroidalen Geschlechtshormonen im Kiefergelenk, in dessen Erhalt, in seiner Reparation und in seiner Pathogenese. Es ließ sich auch feststellen, dass Muskelaktivität von weiblichen Hormonen abhängt. Es konnte eine Auswirkung des Hormonspiegels auf Migräne und das trigeminovaskuläre System nachgewiesen werden.

Kappa-opioid-Rezeptoren verursachen an Entzündungsstellen Entzündungsschmerzen. Sexualhormone haben zu diesen Rezeptoren und ihrer Wirkung einen antagonistischen Effekt. Durch steroidale Geschlechtshormone kommt es zu einer Minderung der Nozizeption. Diese Rezeptoren kommen bei Männchen deutlich weniger vor als bei Weibchen oder orchiektomierten Männchen. Bei den Weibchen sind in der Proestrusphase (erste Hälfte des weiblichen Östrogenzyklus bis zum Eisprung mit dem Östrogenpeak) deutlich weniger Rezeptoren zu finden als in der Diestrusphase. Dies scheint eine Erklärung dafür zu sein, dass Sexualhormone, speziell die männlichen Sexualhormone, die Kappa-opioid-Rezeptor-Expression und somit auch die Nozizeption herunterregulieren. Dies ist vermutlich der Grund, warum Männer weniger CMD-Symptomatik aufweisen.

Östrogen wird eine tragende Rolle bei CMD zugewiesen. Es wirkt mediatorisch auf den ER-alpha-Rezeptor (Östrogen Rezeptor alpha) im Kiefergelenk, der als Antwort auf die Hormonwirkung Proteine als Genexpression bildet. Die Östrogenkonzentration ist im Stande den Östrogenrezeptor in der Zelle zu verändern. Hierdurch kann eine Neigung zu neurogener Entzündung oder neuronaler Erregbarkeit produziert werden. Durch Polymorphismus des ER-alpha besteht eine Prädisposition zu CMD. Dieser ist bei Frauen stärker, auch interindividuelle Unterschiede lassen sich hierdurch erklären.

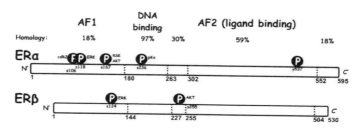

Abb.20: Östrogenrezeptoren. Steinsky/Wikicommons [163]

Der Östrogenstatus ist ein Risikofaktor für CMD und andere kraniofaziale Schmerzzustände. Man nimmt an, dass dies auf langfristigen genetischen Effekten beruht. Östrogen ist im Stande durch membraninitiierte Mechanismen neuronale Aktivität zu verändern. Es kann schnell im Bereich des kraniomandibulären Systems wirken.

Östrogen spielt eine große Rolle in der Entwicklung von CMD aufgrund der Aktivierung der Glutamatrezeptoren in trigeminalen Noziafferenzen des trigeminalen Subnukleus caudalis und des oberen zervikalen Rückenmarks von C1-C2. Der Östrogenstatus beeinflusst die Morphinmodulation von oberflächlichen Schichten der nervlichen Verschaltungen des spinomedullären Übergangsgebiets für das Kiefergelenk spezifisch. Es gibt einen signifikanten Zusammenhang zwischen dem Östrogenspiegel und Gelenksreaktionen der Neuronen im Trigeminusbereich und im Übergangsbereich zu den Nerven der Halswirbelsäule. Der Hippocampus ist mit dem geschlechtsspezifischen Dimorphismus bei Schmerzsensibilität im Kiefergelenk verknüpft und Estradiolgabe verbessert induzierte Schmerzen.

Parathormon ist für Erkrankungen im Kieferbereich ebenso interessant. Auch hier wurden Rezeptoren gefunden.

Insgesamt konnten verschiedene Hormonrezeptoren im Kiefergelenk, im Knie und der Symphysis pubis gefunden werden. In allen drei Gelenken hatten sie jedoch unterschiedliche Expressionsformen. Im Kiefergelenksbereich konnte ein geschlechtsspezifischer Dimorphismus an den Rezeptoren gefunden werden.

All diese Erkenntnisse legen nahe, dass es eine Verbindung zwischen Hormonstörungen und der Entwicklung von CMD geben muss. Aus diesem Grund sollte der hormonelle Status von betroffenen Patienten in Zukunft betrachtet werden.

Vereinzelte Studien haben sich auch mit Rezeptoren verschiedener anderer Hormone im craniomandibulären Bereich beschäftigt. Hier konnten Zusammenhänge mit Wachstumshormon und mit Nebennierenhormonen gefunden werden. Im Kiefergelenk sind Wachstumshormon- und IGF-I (insulin-like growth factor I)-Rezeptoren im Kiefergelenk angesiedelt. Im fibrösen Anteil des Kiefergelenks und im postnatalen Kiefergelenksknorpel finden sich ebenfalls IGF-I-Rezeptoren. 2011 stellten chinesische Wissenschaftler eine Verschlechterung des Langzeitgedächtnisses bei CMD-Patienten fest. Sie begründeten das damit, dass CMD eine somatische Manifestation von Stress sei. Bei CMD besteht eine Hyperaktivität der Hypothalamic-pituitary-adrenal-axis

(HPA), weshalb mehr Stresshormone bei CMD-Patienten ausgeschüttet würden, besonders Cortisol. Erhöhtes Cortisol verursachte eine Schädigung der Abrufbereitschaft von Langzeitgedächtnismaterial. Diesen Effekt wiesen sie Glukokortikoidrezeptoren im Hippocampus zu. Ihre daraus folgende Hypothese war, dass CMD als Folge bei Gedächtnisverlust durch den Anstieg von Cortisol zustande kam.

Literatur
4), 11), 22), 27), 30), 31), 62), 112), 113), 117), 121), 123), 124), 147), 148), 149), 155), 157), 159), 165), 167)

Geschlechtshormone und CMD

Östrogen

Östrogen scheint das entscheidende Hormon für die Entwicklung von CMD zu sein. Für das Zustandekommen von Symptomen sind die entsprechenden Rezeptoren im Kauapparat und dessen Umfeld notwendig. Aus diesem Grund sind Frauen anfälliger als Männer, da diese nicht über die gleiche Menge an Rezeptoren verfügen, weshalb sie auch nicht die erhöhte Östrogenmenge benötigen, um Symptome zu verhindern. Bei Frauen ist der Östrogenmangel bei gleichzeitigem Bestehen von Östrogenrezeptoren die Ursache für die Entwicklung von Symptomen der CMD. Man vermutet aber auch einen Polymorphismus (mehr Genvarianten) der Östrogenrezeptoren, was wiederum verschiedene Reaktionen auslösen kann. Der weibliche monatliche Zyklus spielt ebenso eine große Rolle und die verschiedenen Stadien der Östrogenausschüttung sind zu bewerten. In der Zeit des Eisprungs erlebt die Frau die höchste Östrogenausschüttung, auch Peak genannt. Hier besteht erhöhte Entzündungsneigung.

Laut diversen Studien hat sich ergeben, dass CMD-Schmerzen auch ohne Verletzung und Entzündung entstehen können. Trotz der multifaktoriellen Problematik der CMD-Entstehung, scheint das weibliche Geschlecht eine erhöhte Erkrankungsgefahr zu haben. Laut Studien am Menschen und am Tier scheint der Östrogenstatus sowohl im peripheren Nervengewebe und im Zentralnervensystem den Nozizeptionsprozess im Kiefergelenk zu beeinflussen. Des Weiteren ließ sich feststellen, dass eine Östrogengabe Schwellung und Schmerz im Kiefergelenk verbessern kann. Östrogen- und Relaxingaben führen zu einem Knorpelverlust im Kiefergelenk (auch am Diskus artikularis) und Progesteron wirkt hier als Antagonist und hebt diesen Knorpelabbau wieder auf. Auch wurde festgestellt, dass ein Mangel an Relaxin alleine oder in Kombination mit dem Mangel von Estradiol mit degenerativen Prozessen im Diskus artikularis zu tun hat. Im Tierversuch war die stärkste Immunreaktion im Kiefergelenk während des Östrogenpeaks im weiblichen Zyklus feststellbar. Östrogen verstärkt CMD-Entzündungen und es kommt zur Induktion von proinflammatorischen Zytokinen. Der Kondylusknorpel bei der Ratte variierte im Tierversuch auf Östrogenspiegelveränderungen in der Dicke. Östrogen moduliert die Schmerzempfindung. Gene, die mit neurogener Entzündung oder neuronaler Erregbarkeit in Verbindung stehen, wurden durch die Konzentration von 17-ß-Estradiol beeinflusst. Relaxin und Östrogen begünstigen den Abbau von Collagen und Glukoaminoglykane und Progesteron hebt diese Wirkung wieder auf oder schwächt sie ab. Hiermit konnte der Antagonismus der weiblichen Geschlechtshormone auch für Gelenke nachgewiesen werden.

Progesteron

Auch Progesteron ist in Studien mit CMD in Zusammenhang gebracht worden. In Tierversuchen konnte nachgewiesen werden, dass die Gabe von 17-ß-Estradiol im Kiefergelenksknorpel zu Glycoaminoglycanverlust führte und die zusätzliche Gabe von Progesteron diesen Verlust verhinderte. In der ersten weiblichen Zyklushälfte kommt mehr CMD-Schmerz zustande als in der zweiten Zyklushälfte. Östrogen erhöht die Nozizeption und Progesteron mindert sie.

CMD-Schmerzen entstehen generell durch lokale Entzündungen. Testosteron erhöht die Ausschüttung von Entzündungsfaktoren wie TNF-alpha, IL-1-beta und CINC-1 und Östrogen und Progesteron erhöhten die Ausschüttung von IL-6. Hierdurch kommt es zu einer Verbesserung der Entzündungssituation und somit können immunosuppressive Therapien mit Geschlechtshormonen verbessert werden. Gonadale steroidale Hormone können entzündungsbedingte Kiefergelenksschmerzen vermindern. Eine Entzündung im Kiefergelenk war nur mit Östrogen und nicht durch Progesteron zu mindern. Insgesamt konnte Östrogen und Testosteron ein ausgeprägter antiinflammatorischer Effekt in der Kiefergelenksregion nachgewiesen werden. Hieraus lässt sich schlussfolgern, dass aufgrund dieses Effekts ein antinozeptiver Effekt zu erreichen war. Östrogen spielt in einer physiologischen Konzentration eine äußerst wichtige Rolle im Remodeling des Kiefergelenks, jedoch ist auch Progesteron beim Remodeling, speziell in der Morphogenese, unverzichtbar. Aus diesem Grund ist Progesteron zur Protektion der Gelenke dringend notwendig.

Testosteron

Testosteron scheint vor CMD-Symptomen zu schützen, bzw. haben Männer weniger Östrogen-Rezeptoren, was ebenso CMD zu verhindern scheint. Testosteron verbessert auf jeden Fall die Muskelstruktur. Im Tierversuch konnte nachgewiesen werden, dass die Muskelstruktur des M. masseter bei Mäusemännchen und Mäuseweibchen unterschiedlich waren. Die Wissenschaftler konnten ferner feststellen, dass Testosteron die Aufrechterhaltung der Muskelstruktur der MHC (myosin heavy chain) des M. masseter gewährt und dass es bei Kastration zu einer Veränderung der Muskelstruktur ähnlich wie beim Weibchen kommt. Testosteron und Östrogen verursachen entgegengesetzte Reaktionen bei plasmainduzierten Extravasationen im Rattenkiefergelenk. Testosteron schwächte die Entzündung ab und Östrogen schien sie zu verschlimmern. Hierdurch konnte erklärt werden, warum Frauen stärker von Entzündungen im Kiefergelenk betroffen zu sein scheinen.

Geschlechtshormone beeinträchtigen den Glykogenmetabolismus. Nach Kastration von männlichen Ratten, denen entweder Östrogene oder Testosteron gegeben wurde, fiel auf, dass durch die Kastration Glykogen aus dem Skelettmuskel abgebaut wurde, was durch Testosterongabe rückgängig gemacht werden konnte. Östrogen hatte dagegen keinen Einfluss auf die untersuchte Muskulatur. Endogener Glutamatspiegel zusammen mit enzündlichen und hormonellen Faktoren gemeinsam resorbiert Knochengewebe im Kiefergelenk im Frühstadium von rheumatoider Arthritis. Niedrige Östrogen- und Testosteronspiegel scheinen die entzündliche und resorbierende Komponente zu verstärken. Testosteroneinfluss bei Ratten hat Einfluss auf die Reflexfähigkeit der Kaumuskulatur. Kiefergelenksentzündungen können durch steroidale Hormone insbesonders durch Testosteron gemindert werden.

Testosteron zeichnet sich außerdem dadurch aus, dass es schmerzlindernd wirkt. Die Myosinfibrillen des M. masseter beim Erwachsenen sind geschlechtsspezifisch unterschiedlich und werden durch Hormone wie Testosteron beeinflusst. Durch Testosteron kommt es zu einer Veränderung von einem langsamer reagierenden zu einem schnelleren Fasertyp.

Literatur
20), 39), 48), 56), 58), 61), 70), 76), 78), 81), 83), 85), 90), 102), 115), 122), 123), 124), 135), 152), 153), 160), 162), 168), 170)

Schilddrüsenhormone und CMD

CMD ist für muskulären Schmerz bekannt. Häufig ist die CMD mit Fibromyalgie vergesellschaftet. CMD kann auch mit dem Mangel von Schilddrüsenhormonen in Verbindung gebracht werden. Hashimoto und muskuloskelettaler Schmerz haben einen Zusammenhang, der durch TRH-Defizit verursacht scheint. Dies lässt den Umkehrschluss zu, dass eine gezielte Gabe von den entsprechenden Schilddrüsenhormonen zu einer Besserung der muskulären Situation führen könnte. Jedoch scheinen Schilddrüsenhormone keinen positiven Effekt auf ein krankes Kiefergelenk zu haben.

Schwierig zu beurteilen ist die Tatsache, dass meist nur eine Blutuntersuchung bezüglich insuffizienter Schilddrüsenwerte erhoben wird. Dies ist insbesondere bei der Schilddrüsenunterfunktion fatal, die wiederum muskuläre Schmerzen zur Folge haben kann. Garrison und Breeding beschrieben 2003, dass Fibromyalgie mit Schilddrüsenunterfunktion vergesellschaftet sei. Sie beschrieben, dass bei der Hypothyreose wie beim Diabetes zwei Typen existierten: Typ I, der durch Hormondefizit gekennzeichnet sei, und Typ II mit einer Hormonresistenz des Gewebes. Ob diese genetisch oder erworben sei, ließen sie als Frage offen. Sie stellten die Hypothese auf, dass Fibromyalgie durch eine supraphysiologische Dosis von Schilddrüsenhormonen reversibel sei. Des Weiteren hypothetisierten sie, dass viele andere Erkrankungen wie chronic fatigue u.a. auch auf diesen Typ II zurückzuführen seien. Neeck und Riedel konnten 1992 nachweisen, dass sich bei Patientinnen mit Fibromyalgie auf TRH-Injektionen weniger Schilddrüsenhormone bildeten als bei gesunden Patientinnen. Außerdem hatten sie niedrigere Parathormonspiegel. Keenan et al. zeigten 1993, dass sich bei Kindern mit rheumatischer Manifestation, Fibromyalgie und Arthralgie mit Schilddrüsenhormonersatztherapie alle Symptome verbessern. Frauen mit rheumatoider Arthritis wiesen vermehrt Schilddrüsenunterfunktion oder Hashimoto auf.

Nebenschilddrüsenhormone und CMD

Wie bereits oben beschrieben, kann Östrogenmangel zu CMD führen. Dies könnte aber auch dadurch begünstigt werden, da Östrogenmangel zum Mangel von Calcitonin und Parathormon führt. Im Tierversuch stellten japanische Wissenschaflter bereits 1996 fest, dass bei Ratten während der Pubertät Östrogenmangel zu Veränderungen am Kiefergelenk führt, da durch den Östrogenmangel Calcitonin- und Parathormonmangel ausgelöst wurde. Chinesische Wissenschaftler stellten 2009 sogar die Hypothese auf, dass intraartikuläre Injektionen von Parathormon mandibuläre Symmetrie bei Kindern erzielen könnten.

Literatur
1), 26), 52), 80), 99), 108), 114), 136), 143), 155), 158), 172)

Wachstumshormon und CMD

Defizite im Wachstumshormon können zu CMD-Beschwerden führen. Die Möglichkeit eines Hypophysen-Adenoms soll an dieser Stelle nicht unerwähnt bleiben, da dies in Erwägung gezogen werden muss, wenn sich der Unterkiefer vergrößert oder eine Klasse III entsteht, wo früher eine Klasse I war. Bei der Akromegalie kann es aufgrund der morphologischen Verzerrung zu CMD-Symptomen kommen.

Fibromyalgiebeschwerden und hiermit zusammenhängende Kiefergelenksbeschwerden treten mit Wachstumshormondefizit auf. Im Tierversuch bei älteren Mäusen konnte gezeigt werden, dass durch die Gabe von Wachstumshormon und Wachstumsfaktoren das Wachstum im Kiefergelenk wieder angeregt wird und zur Reparation dient.

Beim GH-Hypophysen-Adenom ist im pathologischen Wachstum nur die Mandibula betroffen. Ebenso im Tierversuch konnte gezeigt werden, dass die Chondrozyten von alten Mäusen auf die Gabe von Wachstumshormon wieder regenerierten und Wachstum zeigten.

Literatur
14), 21), 59), 87), 93), 104)

Nebennierenhormone, Melatonin, Katecholamine u.a. und CMD

Zu den Hormonen der Nebenniere (Cortisol, DHEA etc.), zu Melatonin und anderen Hormonen waren keine mit CMD in Verbindung zu bringenden Studien und wissenschaftliche Arbeiten zu finden. Da CMD aber mit Stress und Schlafstörungen in Verbindung gebracht wird, ist eine weitere Beschäftigung mit den Zusammenhängen von Interesse.

Okamoto et al. sehen 2012 psychologischen Stress als Risikofaktor für die Entwicklung von muskuloskelettalem Schmerz des Kopfes und des Nackens an. Sie testeten im Tierversuch an Ratten, ob psychophysikalischer Stress alleine verantwortlich sei, um die Aktivität des spinomedullären dorsalen Horns und der Muskelaktivität des M. masseter anzuregen. Diese Hypothese konnte bestätigt werden, womit der Nachweis erbracht scheint, dass Stress Neurone des tiefen und oberflächlichen dorsalen Horns stimuliert, was sich auf die Gesichtshaut über dem Kiefergelenk schmerzhaft auswirkt. Wurde jedoch vor der Stressaussetzung die spinomedulläre Verbindung blockiert, so reduzierte sich dieser Effekt. Sie folgerten daraus, dass die spinomedulläre Region eine entscheidende Rolle im psychophysikalischen Stress spielt und relevant für die sensorische Information für Nozizeption in tiefen craniofazialen Geweben sei. 2012 konnten chinesische Wissenschaftler den Zusammenhang zwischen Stress und Entzündung im Kiefergelenk nachweisen.

Literatur
113), 156), 166)

Hormone beeinflussen die Entwicklung von CMD

CMD-Beschwerden hängen eng mit endokrinologischen Störungen zusammen. Besonders bei Frauen im nicht mehr ganz jungen aber noch reproduktionsfähigen Alter ist eine Prävalenz, an CMD zu erkranken, erhöht. Stress und Alter scheinen die Entwicklung von CMD zu begünstigen. CMD-Schmerzen treten in der ersten weiblichen Zyklushälfte unter erhöhtem Estradioleinfluss verstärkt auf, als in der zweiten Hälfte unter Progesteroneinfluss. Speziell die Geschlechtshormone Estradiol, Progesteron und Testosteron können mit CMD in Verbindung gebracht werden. Hier muss allerdings differenziert werden, zum einen zwischen den Geschlechtern selber, zum anderen zwischen den Hormonen und den Verhältnissen der Hormone zueinander. Wichtig ist, die Zyklizität und Chronizität jedes einzelnen Hormons zusätzlich in Erwägung zu ziehen.

Progesteron und Estradiol müssen immer gemeinsam betrachtet werden, da sie antagonistische wie auch komplementäre Effekte aufweisen. Fällt Progesteron ab, so kommt es zu der sogenannten Östrogendominanz, die sich auf die CMD schädlich auswirken kann. Östrogendominanz bedeutet, dass aufgrund des Wegfallens der antagonistischen und komplementären Wirkung des Progesterons die Wirkung der Östrogene zum Nachteil des Organismus überhand nimmt. Fällt zusätzlich Östrogen ab, ist auch dies für die Entwicklung von Symptomen der CMD dienlich. Beide Hormone sowohl bei Mann und Frau müssen gemeinsam bestehen und im Falle der Substitution gemeinsam gegeben werden. Estradiol hat anabole Wirkung, Progesteron katabole [Tab. 1].

Im Zusammenhang mit CMD kann man dem Hormon Testosteron eine besondere Rolle zuteilen. Frauen sind offensichtlich mehr von CMD betroffen als Männer. Dies scheint mit der geschlechtsspezifischen hormonellen Situation zusammen zu hängen. Zum einen haben Männer anscheinend nicht so viele Rezeptoren für Estradiol im craniomandibulären Bereich (Kaumuskulatur, Kiefergelenk, trigeminale Übergangszone), zum anderen haben sie mehr Testosteron zur Verfügung. Testosteron wird eine protektive Wirkung in Bezug auf die Entwicklung von CMD nachgesagt. Bei beiden Geschlechtern kann sich ein Mangel an Testosteron negativ im Hinblick auf CMD-Symptome entwickeln. Testosteron wirkt muskel- und knochenaufbauend, was beides in der Heilung von CMD eine Rolle spielen kann.

Bei Estradiol-Defizit scheint es ein größeres Risiko zu geben, Osteoporose zu entwickeln. Dies kann bei CMD in Zusammenhang mit Knochenabbauprozessen im Kiefergelenk relevant sein.

In der bereits oben erwähnte Studie von Pisarevskii et al. 2002, die CMD bei Frauen häufiger fanden, die Brust- oder Reproduktionsstörungen aufgrund von hormonellen Störungen aufwiesen, wurden 30 Frauen zwischen 19-35 Jahren mit intakten Zähnen und orthognather Okklusion untersucht. Diese Studie ist sehr interessant, da sowohl eine Zahnuntersuchung wie auch eine gynäkologische Untersuchung vorgenommen wurden. Die Probandinnen wurden in zwei Gruppen eingeteilt. Gruppe I wurde konventionell mit kieferorthopädischer, medikamentöser und physiotherapeutischer Therapie behandelt, Gruppe II erhielt zusätzlich ein Kontrazeptivum namens Femoden, bestehend aus den synthetischen Hormonderivaten Ethinylestradiol und Gestoden. Gruppe I wies eine Effizienz von 46,6 % und Gruppe II eine Effizienz von 100 % auf. Da in dieser Gruppe keine Komplikationen entstanden, wurde eine hormonelle Begleitbehandlung zur steroidalen Normalisierung von Hypothalamus, Hypophyse und den Ovarien gefordert.

Das Fazit mündet in fünf Fragestellungen, die Basis für weitere wissenschaftliche Studien sein sollten:

- Keine der gezeigten Untersuchungen konnte einen direkten, kausalen Zusammenhang zwischen CMD (differenziert nach den RDC/TMD) und einem konkreten Problem aus dem Bereich der hormonellen Regulation nachweisen. Hierfür müssten epidemiologische Untersuchungen und klinische, randomisierte Doppelblind-Versuche durchgeführt werden.
- In der Literatur werden explizit Komplikationen mit synthetischen Hormonderivaten beschrieben, deshalb sollte geprüft werden, ob eine Gabe von humanidentischen Hormonderivaten aus dem Diosgenin der Yamswurzel zu bevorzugen sei.
- Die meisten Hormonpräparate werden in einer unphysiologischen Monodosis verabreicht. Es wäre interessant zu untersuchen, inwieweit nicht eine zyklische und chronobiologische physiologisch angepasste Dosierung verträglicher ist.
- Wenn Patientinnen ohne Okklusionsstörungen bereits CMD-Probleme entwickeln können, so sollte erforscht werden, wie sich

die Kombination von Okklusionsstörungen und hormonellen Störungen auf die Pathologie der CMD auswirkt.

- Nachdem im Kauapparat eine Vielfalt an endokrinologischen Stoffwechselprozessen ablaufen und unser Hormonsystem von feedbackorientierten Regelkreisläufen gezeichnet ist, gilt es auch zu hinterfragen, ob Okklusionsstörungen endokrinologische Störungen verursachen können oder ob die bekannten einschlägigen Parafunktionen alleine dazu in der Lage sind, so wie es durch die bisherigen klinischen Erfahrungen bereits angenommen wird.

Literatur
11), 12), 18), 19), 22), 27), 28), 39) ,41), 47), 48), 82), 86), 89), 95), 98), 109), 111), 113), 117), 118), 123), 130), 134), 145), 152), 156), 160), 164), 169)

Hormonelle Substitution bei CMD

Aufgrund der im Literaturstudium gefundenen Zusammenhänge zwischen Hormondefiziten und CMD stellt sich die Frage, ob es sinnvoll sei, bei CMD mit hormoneller Substitution zu behandeln.

Die Hormonersatztherapie der Geschlechtshormone wird zwar seit vielen Jahren in vielen medizinischen Bereichen angewandt, aber es geht hier mehr um die milden Defizite, als um die schweren endokrinolgischen Erkrankungen. Da das Altern mit einem sukzessiven langsamen Abfall von Hormonen vergesellschaftet ist, wird diese Art der Behandlung von milden Hormondefiziten auch als „Anti Aging", „Better Aging", „Pro Aging", „Reversing Aging Medicine" oder „Lifespan Medicine" bezeichnet. Hierbei sind verschiedenste Kriterien zu differenzieren. Es gibt viele chemische Hormonderivate, die ähnlich den Originalsubstanzen humanen Ursprungs wirken. Sie scheinen jedoch mehr Nebenwirkungen zu haben als jene, die als sogenannte humanidentische oder naturidentische Hormone bekannt sind. Diese werden aus dem Diosgenin der Yamswurzel modifiziert und entsprechen molekular den einzelnen menschlichen Steroidhormonen wie z.B. 17-ß-Estradiol, Progesteron und Testosteron.

Im Weiteren gilt es die Dosierung und die Applikation zu beachten. Hormone sind Botenstoffe, die über den Hypothalamus nach gewissen Regeln in den Körper in verschiedenen Zyklen und Tagesrhythmen ausgeschüttet werden. Aus diesem Grund ist eine tägliche identische Dosierung von steroidalen Hormonen sehr kritisch zu betrachten, da diese Gabe nicht als physiologisch betrachtet werden kann. Steroidhormone können oral, transdermal, vaginal und perenteral verabreicht werden. Werden sie oral eingenommen, so kann dies zu einer unvollständigen Aufnahme über die Darmschleimhaut kommen und somit zu einem First-pass-Effekt in der Leber, was zu Nebenwirkungen und Komplikationen führen kann. Durch die Applikation von transdermalen Cremes oder Gels kann dies vermieden werden.

Entscheidend vor jeder Hormongabe ist die Untersuchung des Serumspiegels der einzelnen Hormone. Das Hormonsystem ist wie ein Orchester oder ein Netz. Jeder Bestandteil muss funktionieren, um die Gesamtleistung des Organismus aufrechterhalten zu können. Es kann ein Mangel an jeder Stelle dieses Netzes bestehen und dieser muss gefunden werden. Erst dann kann man reparativ mit der Substitution des sich im Mangel befindlichen Hormon beginnen. Ein weiteres „Screening und Monitoring" der Serumhormonspiegel ist unabdinglich. Umstritten ist, welche Untersuchungen am zuverlässigsten seien. Es stehen die Blutserumuntersuchung, die Speicheluntersuchung und die 24-Stunden-Urin-Untersuchung zur Verfügung.

Literatur
33), 38), 41), 50), 63), 65), 66), 71), 75), 88), 89), 95), 98), 101), 105), 107), 119), 125), 126), 127), 128), 129), 164)

Zusammenfassung

CMD (craniomandibuläre Dysfunktionen) sind ernst zu nehmende funktionelle Störungen, die schwerwiegende pathologische Symptome nach sich ziehen können. In dieser Arbeit wurde der Zusammenhang mit endokrinologischen Störungen oder altersbedingten Defiziten im Literaturstudium gesucht.

Es konnte herausgearbeitet werden, dass Frauen ein erhöhtes Risiko haben, an CMD-Symptomen zu erkranken, da sie mehr Rezeptoren für weibliche Geschlechtshormone im Bereich des Kauapparates, des spinomedullären Übergangs und im Hippocampus für das Kiefergelenk aufweisen. Diese Rezeptoren scheinen erst die Voraussetzung für das

Entwickeln von Symptomen wie Schmerzen, Entzündung und Degeneration im Bereich der Kaumuskulatur und des Kiefergelenkes zu sein.

Die antagonistische und komplementäre Funktion der weiblichen Geschlechtshormone wie Östrogen (Estradiol, Estron, Estriol) und Progesteron scheinen hier eine große Rolle zu spielen. Fällt der Spiegel von Progesteron ab, so kommt es zur Östrogendominanz, was bedeutet, dass die Wirkung der Östrogene überhand nimmt und somit dem Körper und auch dem craniomandibulären System schaden können. Fällt zusätzlich auch der Spiegel der Östrogene ab, so bleibt meist eine Östrogendominanz erhalten zusätzlich mit den Nachteilen eines Östrogenmangels. Aus diesem Grund ist es wichtig, immer beide Hormone im Auge zu behalten. Dies bezieht sich sowohl auf die Erforschung der Zusammenhänge, wie auch die Behandlung der Defizite und deren Folgen. Es wurde erarbeitet, dass bei einem genügend hohen Östrogenstatus keine Probleme oder Schmerzen durch CMD vorhanden waren.

Männer scheinen von CMD-Symptomen weniger betroffen zu sein, da sie weniger Rezeptoren für Östrogene und Progesteron im Kauapparat aufweisen und weil sie mehr Testosteron bilden. In dieser Arbeit konnte aufgrund der Studiensichtung gezeigt werden, dass Testosteron einerseits die Anzahl der Rezeptoren für weibliche Geschlechtshormone herunterregelt und gleichzeitig auch eine protektive Wirkung für die Gewebe des kraniomandibulären Systems zu haben scheint.

Des Weiteren konnte erarbeitet werden, dass bei Frauen genetisch ein Polymorphismus auf den Östrogengenen ER-alpha und ER-beta möglich ist. Dies würde die interindividuellen Unterschiede der Möglichkeit, an CMD-Symptomen zu erkranken, erklären.

Bei CMD sollte immer auch an Schilddrüsenerkrankungen gedacht werden. Hierbei ist auf die Unterschiede des Typ 1 und Typ 2 bei Unterfunktionen der Schilddrüse zu achten.

Relevant für die Erkrankung an CMD-Symtomen ist der durch Östrogenmangel induzierte Calcitonin- und Parathormonmangel. Hierdurch kann ein pathologischer Knochenabbau im Kiefergelenk begünstigt werden. Kommt hierzu Östrogendominanz, so kann es zusätzlich zu vermehrtem Knochenabbau kommen.

Nach genauer Sichtung der CMD-relevanten endokrinologischen Studien kann festgestellt werden, dass differenziert werden sollte, ob die betroffenen Frauen bereits Kinder geboren haben und wenn ja, wie viele Kinder und wie lange die letzte Schwangerschaft vergangen war, da durch Schwangerschaften mehr vorübergehende endokrinologische

Störungen möglich sind. Des Weiteren sollte differenziert werden, ob die Frauen die Pille nehmen oder jemals nahmen und ob sie sich bereits in den Wechseljahren befinden oder nicht. Eine genaue Altersspezifizierung sollte in den Studien berücksichtigt werden. Respekt sollte den Zyklusbesonderheiten gezollt werden.

Die Literaturauswertung zeigt, dass Hormone einen engen Zusammenhang mit Erkrankungen des craniomandibulären Systems aufzuweisen scheinen. Auch ohne Okklusionsprobleme scheinen CMD-Symptome ausschießlich durch endokrinologische Störungen entstehen zu können. Andererseits scheinen auch Okklusionsprobleme allein in der Lage zu sein, CMD-Symptome auszulösen. Demzufolge gebühren wissenschaftlichen Studien, evidenzbasiert, größte Aufmerksamkeit, die sich mit einer Summierung von Okklusionsproblemen und endokrinologischen Störungen befassen. Deren Auswirkungen könnten zur Neuorientierung zukünftiger Therapieansätze führen und eine umfassende interdisziplinäre Koordination uneingeschränkt fordern. Keine der bisher gezeigten Untersuchungen konnte einen direkten, kausalen Zusammenhang zwischen CMD (differenziert nach den RDC/TMD) und einem konkreten Problem aus dem Bereich der hormonellen Regulation nachweisen. Hierfür müssten epidemiologische Untersuchungen und klinische, randomisierte Doppelblind-Versuche durchgeführt werden.

Eine Substitution der entsprechenden defizitären Hormone bei zahnärztlicher Indikation bei craniomandibulären Dysfunktionen scheint empfehlenswert zu sein, sollte aber noch genauestens in Studien überprüft werden. Besonders wichtig ist bei der Substitution das genaue Screening und Monitoring der Hormonspiegelwerte über Blut-, Speichel- und/oder Urinbestimmungen vor und während der Behandlung mit Hormonsubstitution. Wichtig ist, dass eine korrekte Applikation mit korrekter Dosierung gewährleistet wird.

Literatur
52), 56), 124), 155), 153), 165), 166)

LITERATURVERZEICHNIS

A

1) Aarflot T, Bruusgaard D, Association between chronic widespread musculoskeletal complaints and thyroid autoimmunity. Results from a community survey. Scand J Prim Health Care. 1996 Jun;14(2):111-5

2) Abduo J, Safety of increasing vertical dimension of occlusion: a systematic review. Quintessence Int. 2012 May;43(5):369-80.

3) Abduo J, Lyons K, Clinical considerations for increasing occlusal vertical dimension: a review. Aust Dent J. 2012 Mar;57(1):2-10. doi: 10.1111/j.1834-7819.2011.01640.x. Review.

4) Abubaker AO, Raslan WF, Sotereanos GC, Estrogen and progesterone receptors in temporomandibular joint discs of symptomatic and asymptomatic persons: a preliminary study. J Oral Maxillofac Surg. 1993 Oct;51(10):1096-100

5) Abubaker AO, Hebda PC, Gunsolley JN, Effects of sex hormones on protein and collagen content of the temporomandibular joint disc of the rat. J Oral Maxillofac Surg. 1996 Jun;54(6):721-7

6) Agerberg G, Inkapööl I, Craniomandibular disorders in an urban Swedish population. J Craniomandib Disord. 1990 Summer;4(3):154-64. PubMed PMID: 2098391.

7) Anderson GC, Gonzalez YM, Ohrbach R, Truelove EL, Sommers E, Look JO, Schiffman EL, The Research Diagnostic Criteria for Temporomandibular Disorder. VI: future directions. J Orofac Pain. 2010;24(1):79-88

8) Andersen MK, Sonnesen L, Risk factors for low molar bite force in adult orthodontic patients. Eur J Orthod. 2012 Jan 30

9) Armijo-Olivo S, Warre S, Fuentes J, Magee DJ, Clinical relevance vs. statistical significance: Using neck outcomes in patients with temporomandibular disorders as an example. Man Ther. 2011; 16(6):563-72

10) Auerbach SM, Laskin DM; Frantsve LM, Orr T, Depression, pain, exposure to stressful life events, and long-term outcomes in tem-

poromandibular disorder patients. J Oral Maxillofac Surg. 2001;59(6):628-33

11) Aufdemorte TB, Van Sickels JE, Dolwick MF, Sheridan PJ, Holt GR, Aragon SB, Gates GA, Estrogen receptors in the temporomandibular joint of the baboon (Papio cynocephalus): an autoradiographic study. Oral Surg Oral Med Oral Pathol. 1986 Apr;61(4):307-14

B

12) Baczyk G, Chuchracki M, Klejewski A, [The relationship between selected biochemical parameters, clinical factors and bone mineral density in postmenopausal women with osteoporosis]. Ginekol Pol. 2012 Mar;83(3):194-201

13) Badel T, Savic-Pavicin I, Zadravec D, Marotti M, Krolo I, Grbesa D, Temporomandibular joint development and functional disorders related to clinical otologic symptomatology. Acta Clin Croat;2011;50(1):51-60

14) Barkhuizen A, Pharmacologic treatment of fibromyalgia. Curr Pain Headache Rep. 2001 Aug;5(4):351-8

15) Barnes B, Galton L, Hypothyroidism, The unsuspected illness, Harper and Row, 1976

16) Barrera-Mora JM, Espinar Escalona E, Abalos Labruzzi C, Llamas Carrera JM, Ballesteros EJ, Solano Reina E, Rocabado M, The relationship between malocclusion, benign joint hypermobility syndrome, condylar position and TMD symptoms. Cranio. 2012 Apr;30(2):121-30

17) Bataglion C, Hotta TH, Matsumoto W, Ruellas CV, Reestablishment of occlusion through overlay removable partial dentures: a case report.Braz Dent J. 2012;23(2):172-4.

18) Bereiter DA, Sex differences in brainstem neural activation after injury to the TMJ region. Cells Tissues Organs. 2001;169(3):226-37.

19) Bereiter DA, Shen S, Benetti AP, Sex differeneces in amino acid release from rostral trigeminal subnucleus caudalis after acute injury to the TMJ region. Pain 2002; 98(1-2):89-99

20) Bereiter DA, Okamoto K, Neurobiology of estrogen status in deep craniofacial pain. Int Rev Neurobiol. 2011;97:251-84. Review

21) Blumenfeld I, Gaspar R, Laufer D, Livne E, Enhancement of toluidine blue staining by transforming growth factor-beta, insulin-like growth factor and growth hormone in the temporomandibular joint of aged mice. Cells Tissues Organs. 2000;167(2-3):121-9

22) Bolay H, Berman NE, Akcali D, Sex-related differences in animal models of migraine headache.Headache.2011/6;51(6):891-904

23) Böhni U, Lauper M, Locher HA, Manuelle Medizin 2, Thieme 2012, 403-406

24) Brady C, Taylor D, O´Brien M, Whiplash and temporomandibular joint dysfunction. J Ir Dent Assoc. 1993:39(3):69-72

25) Braverman L, Utiger R, The Thyroid – A fundamental and Clinical Text. Lippincott, Williams & Wilkins, 9th edition, 2005

26) Byrd KE, Sukay MJ, Dieterle MW, Yang L, Marting TC, Teomim D, Domb AJ, Craniofacial and TMJ effects after glutamate and TRH microsphere implantation in proximity to trigeminal motoneurons of growing rats. J Dent Res. 1997 Aug;76(8):1437-52

C

27) Cairns BE, Sim Y, Bereiter DA, Sessle BJ, Hu JW, Influence of sex on reflex jaw muscle activity evoked from the rat temporomandibular joint. Brain Res. 2002 Dec 13;957(2):338-44

28) Canderelli R, Leccesse LA, Miller NL, Unruh Davidson J, Benefits of hormone replacement therapy in postmenopausal women. J Am Acad Nurse Pract. 1007 Dec;19(12):635-41

29) Chung JW, Kim JH, Kim HD, Kho HS, Kim YK, Chung SC., Chronic orofacial pain among Korean elders: prevalence, and impact using the graded chronic pain scale. Pain. 2004 Nov;112(1-2):164-70.

30) Clemente JT, Parada CA, Veiga MC, Gear RW, Tambeli CH, Sexual dimorphism in the antinociception mediated by kappa opioid receptors in the rat temporomandibular joint. Neurosci Lett. 2004 Dec 6;372(3):250-5

31) Clemente-Napimoga JT, Pellegrini-da-Silva A, Ferreira VH, Napimoga MH, Parada CA, Tambeli CH, Gonadal hormones decrease

temporomandibular joint kappa-mediated antinociception through a down-regulation in the expression of kappa opioid receptors in the trigeminal ganglia. Eur J Pharmacol. 2009 Sep 1;617(1-3):41-7

32) Concalves DA, Dal Fabbro AL, Campos JA, Bigal ME, Speciali JG, Symptoms of temporomandibular disorders in the population: an epidemiological study. J Orofac Pain. 2010;24(3):270-8

33) Conley E, Safe Estrogen – Reduce your Breast Cancer Risk by 90 %, Vitality Press, Inc. Flint, Michigan, 2003

34) Cooper BC, International College of Cranio-Mandibular Orthopedics (ICCMO). Temporomandibular disorders: A position paper of the International College of Cranio-Mandibular Orthopedics (ICCMO). Cranio. 2011 Jul;29(3):237-44

35) Cuccia AM, Interrelationships between dental occlusion and plantar arch. J Bodyw Mov Ther. 2011; 15(2): 242-50

D

36) Stellungnahme zur Therapie der funktionellen Erkrankungen des kraniomandibulären Systems, Gemeinsame Stellungnahme der Arbeitsgemeinschaft für Funktionsdiagnostik und Therapie (AFDT) in der DGZMK, der Deutschen Gesellschaft für zahnärztliche Prothetik und Werkstoffkunde (DGzPW), der Deutschen Gesellschaft für Mund-, Kiefer- und Gesichtschirurgie (DGMKG), der Arbeitsgemeinschaft für Kieferchirurgie (AGKi) und der Deutschen Gesellschaft für Kieferorthopädie (DGKFO) und der Deutschen Gesellschaft für Zahn-, Mund- und Kieferheilkunde (DGZMK)

37) Dworkin SF, Research Diagnostic criteria for Temporomandibular Disorders: current status & future relevance. J Oral Rehabil. 2010;37(10):734-43

38) Dye RV, Miller KJ, Singer EJ, Levine AJ, Hormone replacement therapy and risk for neurodegenerative diseases. Int J Alzheimers Dis. 2012;2012:258454. Epub 2012 Apr 4. PubMed PMID: 22548198; PubMed Central PMCID: PMC3324889.

E

39) Eason JM, Schwartz GA, Pavlath GK, English AW, Sexually dimorphic expression of myosin heavy chains in the adult mouse masseter. J Appl Physiol. 2000 Jul;89(1):251-8

40) Edfonti V, Bravi F, Cioffi I, Capuozzo R, Ammendola L, Abate G, Decarli A, Ferraroni M, Farella M, Michelotti A, Chronic pain and weather conditions in pationts suffering from temporomandibular disorders: a pilot study. Community Dent Oral Epidemiol. 2012; 40(1):56-64

41) Eisenburg J, Leber und Pille. Naturwissenschaften, Vol 66, 3,1979,156

42) English AW, Widmer CG, Sex differences in rabbit masseter muscle function.Cells Tissues Organs. 2003;174(1-2):87-96

43) Epstein JB, Temporomandibular disorders, facial pain and headache following motor vehicle accidents. J Can Dent Assoc; 1992;58(6):488-9, 493-5

F

44) Farronato G, Giannini L, Riva R, Galbiati G, Maspero C, Correlations between malocclusions and dyslalias. Eur J Paediatr Dent. 2012 Mar;13(1):13-8.

45) Fischer L, Clemente JT, Tambeli CH, The protective role of testosterone in the development of temporomandibular joint pain. J Pain. 2007;8(5):437-42. Epub 2007 Mar 13.

46) Fischer L, Torres-Chávez KE, Clemente-Napimoga JT, Jorge D, Arsati F, de Arruda Veiga MC, Tambeli CH, The influence of sex and ovarian hormones on temporomandibular joint nociception in rats. J Pain. 2008 Jul;9(7):630-8

47) Fischer L, Arthuri MT, Torres-Chávez KE, Tambeli CH, Contribution of endogenous opioids to gonadal hormones-induced temporomandibular joint antinociception. Behav Neurosci. 2009 Oct;123(5):1129-40

48) Flake NM, Hermanstyne TO, Gold MS, Testosterone and estrogen have opposing actions on inflammation-induced plasma extravasation in the rat temporomandibular joint. Am J Physiol Regul Integr Comp Physiol. 2006 Aug;291(2):R343-8

172) Fraga BP, Santos EB, Farias Neto JP, Macieira JC, Quintans LJ Jr, Onofre AS, De Santana JM, Martins-Filho PR, Bonjardim LR, Signs and symptoms of temporomandibular dysfunction in fibromyalgic patients. J Craniofac Surg. 2012 Mar;23(2):615-8

49) Fragoso YD, Alves HH, Garcia SO, Finkelszteijn A, Prevalence of parafunctional habits and temporomandibular dysfunction symptoms in patients attending a tertiary headache clinic. Arg Neuropsiquiatr; 2010;68(3):377-80

50) Frick KM, Building a better hormone therapy? How understanding the rapid effects of sex steroid hormones could lead to new therapeutics for age-related memory decline. Behav Neurosci. 2012 Feb;126(1):29-53. Review. PubMed PMID:22289043.

G

51) Gaggl A, Schultes G, Santler G, Kärcher H, Simbrunner J, Clinical and magnetc resonance finding in the temporomandibular joints of patients before and after orthognathic surgery. Br J Oral Maxillofac Surg. 1999; 37(1):41-5

52) Garrison RL, Breeding PC, A metabolic basis for fibromyalgia and its related disorders: the possible role of resistance to thyroid hormone. Med Hypotheses. 2003 Aug;61(2):182-9

53) Gerbershagen HU, Pain treatment yesterday – development of organized pain management. Anasthesiol Intensivmed Motfallmed Schmerzther. 2003; 38(4):303-11

54) Goulet JP, Lavigne GJ, Lund JP, Jaw pain prevalence among French-speaking Canadians in Québec and related symptoms of temporomandibular disorders. J Dent Res. 1995 Nov;74(11):1738-44

55) Grönqvist J, Häggman-Henrikson B, Eriksson PO, Impaired jaw function and eating difficulties in whiplash-associated disorders. Swed Dent J. 2008;32(4):171-7

56) Guan G, Kerins CC, Bellinger LL, Kramer PR, Estrogenic effect on swelling and monocytic receptor expression in an arthritic temporomandibular joint model. J Steroid Biochem Mol Biol. 2005 Nov;97(3):241-50

57) Guarda-Nardini L, Piccotti F, Mogno G, Favero L, Manfredini D, Age-related differences in temporomandibular disorder diagnoses. Cranio. 2012 Apr;30(2):103-9.

H

58) Hajati AK, Alstergren P, Näsström K, Bratt J, Kopp S, Endogenous glutamate in association with inflammatory and hormonal factors modulates bone tissue resorption of the temporomandibular joint in patients with early rheumatoid arthritis. J Oral Maxillofac Surg. 2009 Sep;67(9):1895-903

59) Hampton RE, Acromegaly and resulting myofascial pain and emporomandibular joint dysfunction: review of the literature and report of case. J Am Dent Assoc. 1987 May;114(5):625-31

60) Hamsch Désirée, Physiologie. Urban & Fischer. 2009:72-77

61) Hashem G, Zhang Q, Hayami T, Chen J, Wang W, Kapila S, Relaxin and beta-estradiol modulate targeted matrix degradation in specific synovial joint fibrocartilages: progesterone prevents matrix loss. Arthritis Res Ther. 2006;8(4):R98

62) Henry CH, Tull GT, Whittum-Hudson JA, Wolford LM, Analysis of estrogen binding sites of the posterior ligament of the human TMJ. Oral Surg Oral Med Oral Pathol Oral Radiol Endod. 2008 Jun;105(6):698-701

63) Hertoghe T, The Hormone Solution, Three Rivers Press, 2002

64) Hertoghe T, Nabet J, DHEA – l'hormone du mieux-vivre, Presses du Chatelet, 2002

65) Hertoghe T, The Hormone Handbook – The keys to safe hormone therapies, International Medical Books, 2006

66) Hertoghe T, The Patient Hormone Handbook, International Medical books, 2008

67) Hillard T, The postmenopausal bladder. Menopause Int. 2010 Jun;16(2):74-80. Review.

68) Hoffmann RG, Kotchen JM, Kotchen TA, Cowley T, Dasgupta M, Cowley AW Jr., Temporomandibular disorders and associated clinical comorbidities. Clin J Pain. 2011 Mar-Apr;27(3):268-74

69) Hormones, Quality of Life & Fatigue. A review of the scientific literature. Preliminary report of the Belgian Society of Anti-aging Medicine. Nov. 2003

70) Hormone tests in 24-hour urine. Preliminary report of the Belgian Society of Anti-aging Medicine. Nov. 2003

71) 24-hour Urine T3&T4 References: Evidence Based Medicine, Study Group on Hormone Replacement Therapies of the Senescence Prevention of the University Centr of Carleroi & Belgian Society of Anti-Aging Medicine, May 2004

72) Hutchins MO, Feine JS, Neuromuscular dysfunction: the role of nutrition. Compend Contin Educ Dent. 1985;6(1):38-9, 42-5

J

73) Jagur O, Kull M, Leibur E, Kallikorm R, Loorits D, Lember M, Voog-Oras U, Relationship between radiographic changes in the temporomandibular joint and bone mineral density: a population based study. Stomatologija. 2011;13(2):42-8

74) John MT, Dworkin SF, Mancl LA, Reliability of clinical temporomandibular disorder diagnoses. Pain. 2005; 118(1-2):61-9

75) Jonusiene G, Zilaitiene B, Adomaitiene V, Aniuliene R, Bancroft J, Sexual function, mood and menopause symptoms in Lithuanian postmenopausal women. Climacteric. 2012 Jul 31

K

76) Kang SC, Lee DG, Choi JH, Kim ST, Kim YK, Ahn HJ, Association between estrogen receptor polymorphism and pain susceptibility in female temporomandibular joint osteoarthritis patients. Int J Oral Maxillofac Surg. 2007 May;36(5):391-4

77) Kang MJ, Kim SM, Lee YA, Shin CH, Yang SW, Relationships of basal level of serum 17-hydroxyprogesterone with that of serum androstenedione and their stimulated responses to a low dose of ACTH in young adult patients with congenital adrenal hyperplasia due to 21-hydroxylase deficiency. J Korean Med Sci. 2011 Nov;26(11):1454-60. Epub 2011 Oct 27.

78) Kapila S, Xie Y, Targeted induction of collagenase and stromelysin by relaxin in unprimed and beta-estradiol-primed diarthrodial joint fibrocartilaginous cells but not in synoviocytes. Lab Invest. 1998 Aug;78(8):925-38

79) Kares H, Schindler H, Schöttl R, Der etwas andere Kopf- und Gesichtsschmerz: Craniomandibuläre Dysfunktionen CMD. Schlütersche 2008

80) Keenan GF, Ostrov BE, Goldsmith DP, Athreya BH, Rheumatic symptoms associated with hypothyroidism in children. J Pediatr. 1993 Oct;123(4):586-8.

81) Kim BS, Kim YK, Yun PY, Lee E, Bae J, The effects of estrogen receptor α polymorphism on the prevalence of symptomatic temporomandibular disorders. J Oral Maxillofac Surg. 2010 Dec;68(12):2975-9

82) Kim BJ, Bae SJ, Lee SY, Lee YS, Baek JE, Park SY, Lee SH, Koh JM, Kim GS, TNF-α mediates the stimulation of sclerostin expression in an estrogen-deficient condition. Biochem Biophys Res Commun. 2012 Jul 20;424(1):170-5

83) Kishimoto G, Hosomichi J, Muramoto T, Kanno Z, Soma K, Influence of estrogen cycle on temporomandibular joint synovial membrane in rat with deviated mandible. J Med Dent Sci. 2007 Mar;54(1):79-85

84) Kleine B, Rossmanith W, Hormone und Hormonsystem, Eine Endokrinologie für Biowissenschaftler, Springer, 2007

85) Kou XX, Wu YW, Ding Y, Hao T, Bi RY, Gan YH, Ma X, 17β-estradiol aggravates temporomandibular joint inflammation through the NF-κB pathway in ovariectomized rats. Arthritis Rheum. 2011 Jul;63(7):1888-97

86) Kramer PR, Bellinger LL, The effects of cycling levels of 17beta-estradiol and progesterone on the magnitude of temporomandi-

bular joint-induced nociception. Endocrinology. 2009:150(8):3680-9

87) Künzler A, Farmand M, Typical changes in the viscerocranium in acromegaly. J Craniomaxillofac Surg. 1991 Nov;19(8):332-40

L

88) Lee J, Natürliches Progesteron – Ein bemerkenswertes Hormon, AKSE Verlag, 6. Auflage, 1997

89) Lee J, Wie Männer stark bleiben, FVB, 2005

90) Lee DG, Kim TW, Kang SC, Kim ST, Estrogen receptor gene polymorphism and craniofacial morphology in female TMJ osteoarthritis patients. Int J Oral Maxillofac Surg. 2006 Feb;35(2):165-9

91) Likar R, Molnar M, Pipam W, Koppert W, Quantschnigg B, Disselhoff B, Sittl R, Postoperative transcutaneous electrical nerve stimulation (TENS) in shouler surgery (randomized, double blind, placebo controlled pilot trial). Schmerz. 2001: 15(3):158-63

92) Liu YH, Yang XJ, Gao XH, Li Y, Magnetic resonance imaging assessment of the lateral pterygoid muscle in Class III malocclusion subjects. Zhonghua Kou Qiang Yi Xue Za Zhi; 2012;47(1):6-9

93) Livne E, Laufer D, Blumenfeld I, Comparison of in vitro response to growth hormone by chondrocytes from mandibular condyle cartilage of young and old mice. Calcif Tissue Int. 1997 Jul;61(1):62-7

94) Locker D, Slade G, Prevalence of symptoms assosciated with temporomandibular disorders in a Canadian population. Community Dent Oral Epidemiol 1988 Oct, 16 (5):310-3

95) Ludwig H, Fünfzig Jahre „die Pille". Der Gynäkologe, Vol 44, 10, 2011, 854-856

M

96) Mallek H, Neff P, Nakamoto T. Interactions of nutrition and temporomandibular joint dysfunction. Ear Nose Throat J. 1984 ;63(10):499-504

97) Manfredini D, Guarda-Nardini L, Winocur E, Piccotti F, Ahlberg J, Lobbezoo F, Research diagnostic criteria for temporomandibular disorders: a systematic review of axis I epidemiologic findings, Oral Surg Oral Med Oral Pathol Oral Radiol Endod. 2011;112(4):453-62

98) Marbach E, Östrogen Dominanz, emv, 2009

99) Mastropasqua M, Spagna G, Baldini V, Tedesco I, Paggi A, Hoffman's syndrome: muscle stiffness, pseudohypertrophy and hypothyroidism. Horm Res. 2003;59(2):105-8

100) Mäder R, Deutsch H, Siebert GK, Gerbershagen HU, Grühn E, Behl M, Kübler W, Vitamin status of inpatients with chronic cephalgia and dysfunction pain syndrome and effects of a vitamin supplementation. Int J Vitam Nutr Res. 1988;58(4):436-41

101) McHenry Martin C, Testosterone deficiency in older men: a problem worth treating. Consult Pharm. 2012 Mar;27(3):152-63

102) Meloto CB, Serrano PO, Ribeiro-DaSilva MC, Rizzatti-Barbosa CM, Genomics and the new perspectives for temporomandibular disorders. Arch Oral Biol. 2011 Nov;56(11):1181-91

103) Moon HJ, Lee YK, The relationship between dental occlusion/temporomandibular joint status and general body health: part 2. Fascial connection of TMJ with other parts of the body. J Altern Complement Med. 2011 Dec;17(12):1119-24. Epub 2011 Nov 14.

104) Morăraşu C, Burlui V, Olaru C, Boza C, Bortă C, Morăraşu G, Brînză M. [The para-clinic investigation of temporo-mandibular joint changes in patients with acromegaly]. Rev Med Chir Soc Med Nat Iasi. 2001 Jan-Mar;105(1):143-5. Romanian

105) Murphy M, Wenn die Hormone aus der Balance geraten, Germa Press, 2. Auflage, 1996

N

106) Nagel B, Gerbershagen HU, Lindena G, Pfingsten M, Development and evaluation of the multidimensional German pain questionnaire. Schmerz. 2002: 16(4):263-70

107) Navarro A, Del Valle E, Ordóñez C, Martínez E, Pérez C, Alonso A, González C, Tolivia J, Aging and substitutive hormonal therapy influence in regional and subcellular distribution of ERα in female rat brain. Age (Dordr). 2012 May 10

108) Neeck G, Riedel W, Thyroid function in patients with fibromyalgia syndrome. J Rheumatol. 1992 Jul;19(7):1120-2

109) Nekora-Azak A, Temporomandibular disorders in relation to female reproductive hormones: a literature review. J Prosthet Dent. 2004 May;91(5):491-3. Review.

110) Novikova MS, Kalinchenko SIu, Borisov VV, Metabolic syndrome and chronic disease of the kidneys: the role of age-related androgenic deficiency. New approaches to treatment (review). Ter Arkh. 2008;80(10):41-6. Review. Russian.

O

111) Okamoto K, Tashiro A, Hirata H, Bereiter DA, Differential modulation of TMJ neurons in superficial laminae of trigeminal subnucleus caudalis/upper cervical cord junction region of male and cycling female rats by morphine. Pain. 2005 Mar;114(1-2):203-11

112) Okamoto K, Bereiter DF, Thompson R, Tashiro A, Bereiter DA, Estradiol replacement modifies c-fos expression at the spinomedullary junction evoked by temporomandibular joint stimulation in ovariectomized female rats. Neuroscience. 2008 Oct 15;156(3):729-36

113) Okamoto K, Tashiro A, Chang Z, Thompson R, Bereiter DA, Temporomandibular joint-evoked responses by spinomedullary neurons and masseter muscle are enhanced after repeated psychophysical stress. Eur J Neurosci. 2012 Apr 22. doi: 10.1111/j.1460-9568.2012.08100.x.

114) Okuda T, Yasuoka T, Nakashima M, Oka N, The effect of ovariectomy on the temporomandibular joints of growing rats. J Oral Maxillofac Surg. 1996 Oct;54(10):1201-10; disussioon 1210-1

115) Orajarvi M, Hirvonen O, Yu SB, Liu X, Tiilikainen P, Wang M, Raustia A, Pirttiniemi P, Effect of estrogen and altered diet hardness on the expression of estrogen receptor alpha and matrix metallo-

proteinase-8 in rat condylar cartilage.J Orofac
Pain.2011/8;25(3):261-8

P

116) Perinetti G, Türp JC, Primozic J, Di Lenarda R, Contardo L, Associations between the masticatory system and muscle activity of other body districts. A meta-analysis of surface electromyography studies. J Electromyogr Kinesiol. 2011; 21(6):877-84

117) Pisarevskii lu L, Khyshiktuev BS, Belokrinitskaia TE, Semeniuk VM, Kholmongorov VS. Steroidogenesis disorders in women with temporomandibular dysfunction. Stomatologiia (Mosk). 2001; 80(5): 18-21

118) Pisarevskiĭ IuL, Belokrinitskaia TE, Khyshiktuev BS, Semeniuk VM, Kholmogorov VS. [Hormonal correction in combined therapy of temporomandibular joint dysfunction in women]. Stomatologiia (Mosk). 2002;81(3):33-8

119) Platt M, Die Hormon Revolution – Spektakuläre Behandlungserfolge mit bioidentischen Hormonen, VAK, 4. Auflage, 2011

120) Plesh O, Adams SH, Gansky SA, Temporomandibular Joint and muscle disorder-type pain and comorbid pains in a national US sample. J Orofac Pain. 2011;25(3):190-8

121) Puri J, Hutchins B, Bellinger LL, Kramer PR. Estrogen and inflammation modulate estrogen receptor alpha expression in specific tissues of the temporomandibular joint. Reprod Biol Endocrinol. 2009 Dec 31;7:155

122) Puri J, Bellinger LL, Kramer PR, Estrogen in cycling rats alters gene expression in the temporomandibular joint, trigeminal ganglia and trigeminal subnucleus caudalis/upper cervical cord junction. J Cell Physiol. 2011/2;226(12):3169-80

R

123) Ramamani A, Aruldhas MM, Govindarajulu P, Differential response of rat skeletal muscle glycogen metabolism to testosterone and estradiol. Can J Physiol Pharmacol. 1999 Apr;77(4):300-4

124) Ribeiro-Dasilva MC, Peres Line SR, Leme Godoy dos Santos MC, Arthuri MT, Hou W, Fillingim RB, Rizzatti Barbosa CM, Estrogen receptor-alpha polymorphisms and predisposition to TMJ disorder. J Pain. 2009 May;10(5):527-33

125) Rimkus V, Die Rimkus-Methode – Eine natürliche Hormonersatztherapie für den Mann, Verlag Mainz, 2. Auflage, 2006

126) Rimkus V, Die Rimkus-Methode – Eine natürliche Hormonersatztherapie für die Frau, Verlag Mainz, 2. Auflage, 2006

127) Rimkus V, Der Mann im Wechsel seiner Jahre – Lebenslust statt Lebensfrust im Alter, Arche Noah, 3. Auflage, 2006

128) Römmler A, Wolf A, Anti Aging Sprechstunde, Teil 1: Leitfaden für Einsteiger, congress compact verlag Berlin, 2003

129) Römmler A, Die Wahrheit über Hormone, Südwest, 2006

130) Ruiz AD, Daniels KR, Barner JC, Carson JJ, Frei CR, Effectiveness of compounded bioidentical hormone replacement therapy: an observational cohort study. BMC Womens Health. 2011 Jun 8:11:27

S

131) Salé H, Hedman L, Isberg A, Accuracy of patients´recall of temporomandibular joint pain and dysfunction after experiencing whiplash trauma: a prospective study. J Am Dent Assoc. 2010;141(7):879-86

132) Sanders AE, Maixner W, Nackley AG, Diatchenko L, By K, Miller VE, Slade GD, Excess risk of temporomandibular disorder associated with cigarette smoking in young adults. J Pain. 2012;13(1):21-31

133) Sator S, Frühe Wechseljahre, Patmos, 2007

134) Schütz TC, Andersen ML, Silva A, Tufik S, Distinct gender-related sleep pattern in an acute model of TMJ pain. J Dent Res. 2009 May;88(5):471-6

135) Seo K, Fujiwara N, Cairns BE, Someya G, Male rats require testosterone to develop contralateral digastric muscle activity in response to noxious stimulation of the temporomandibular joint. Neurosci Lett. 2002 Dec 25;335(2):107-10

136) Shiroky JB, Cohen M, Ballachey ML, Neville C, Thyroid dysfunction in rheumatoid arthritis: a controlled prospective survey. Ann Rheum Dis. 1993 Jun;52(6):454-6

137) Sostmann M, Meyer J, Berten JL, TMJ-function following orthognathic surgery. Dtsch Stomatol. 1991; 41(12):487-9

138) Spinas G, Fischli S, Endokrinologie und Stoffwechsel – Grundlagen und Klinik prägnant und anschaulich dargestellt. Thieme, 2001

139) Stack B, Sims A, The relationship between posture and equilibrium and the auriculotemporal nerve in patients with disturbed gait and balance. Cranio. 2009; 27(4):248-60

140) Steenks MH, de Wijer A, Validity of the Research Diagnostic Criteria for Temporomandibular Disorders Axis I in clinical and research settings. J Orofac Pain. 2009;23(1):9-16

141) Stegenga B, Nomenclature and classification of temporomandibular joint disorders. J Oral Rehabi. 2010; 37(10): 760-5

142) Strienz J, Nebennierenunterfunktion, W. Zuckerschwerdt Verlag, 2010

T

143) Tagoe CE, Zezon A, Khattri S, Rheumatic manifestations of autoimmune thyroid disease: the other autoimmune disease. J Rheumatol. 2012 Jun;39(6):1125-9

144) Talbott S, The Cortisol Connection, Hunter House, 2nd edition, 2007

145) Tang XL, Liu XJ, Tian Q, Zhang W, Dynamic oxidative stress and DNA damage induced by oestrogen deficiency and protective ef-

fects of puerarin and 17β-oestradiol in ovariectomized rats. Basic Clin Pharmacol Toxicol. 2012 Aug;111(2):87-91

146) Tanimoto K, Iwabuchi Y, Tanne Y, Kamiya T, Inubushi T, Kunimatsu R, Mitsuyoshi T, Tanne K, Interleukin-1 beta affects cyclooxygenase-2 expression and cartilage metabolism in mandibular condyle. Arch Oral Biol. 2011;56(11):1412-8

147) Tashiro A, Okamoto K, Milam SB, Bereiter DA, Differential effects of estradiol on encoding properties of TMJ units in laminae I and V at the spinomedullary junction in female rats. J Neurophysiol. 2007 Dec;98(6):3242-53

148) Tashiro A, Okamoto K, Bereiter DA, Morphine modulation of temporomandibular joint-responsive units in superficial laminae at the spinomedullary junction in female rats depends on estrogen status. Eur J Neurosci. 2008 Nov;28(10):2065-74

149) Tashiro A, Okamoto K, Bereiter DA, Rapid estrogenic effects on TMJ-responsive brainstem neurons. J Dent Res. 2012 Feb;91(2):210-4

150) Tjakkes GH, Reinder JJ, Tenvergert EM, Stegenga B, TMD pain: the effect on health related quality of life and the influence of pain duration. Health Qual Life Outcomes. 2010;8:46

151) Todic J, Lazic D, Rdosavljevic R, Correlation analysis of craniomandibular index and gothic arch tracing in patients with craniomandibular disorders. Vojnosanit Pregl; 2011;68(7):594-601

152) Torres-Chávez KE, Sanfins JM, Clemente-Napimoga JT, Pelegrini-Da-Silva A, Parada CA, Fischer L, Tambeli CH, Effect of gonadal steroid hormones on formalin-induced temporomandibular joint inflammation. Eur J Pain. 2011 Feb;16(2):204-1

153) Torres-Chávez KE, Fischer L, Teixeira JM, Fávaro-Moreira NC, Obando-Pereda GA, Parada CA, Tambeli CH, Sexual dimorphism on cytokines expression in the temporomandibular joint: the role of gonadal steroid hormones. Inflammation. 2011 Oct;34(5):487-98

154) Touger-Decker R. Nutritional considerations in rheumatoid arthritis. J Am Diet Assoc. 1988;88(3):327-31. Review

155) Tsutsui TW, Riminucci M, Holmbeck K, Bianco P, Robey PG, Development of craniofacial structures in transgenic mice with constitutively active PTH/PTHrPreceptor. Bone. 2008

tutively active PTH/PTHrPreceptor. Bone. 2008 Feb;42(2):321-31

U

156) Uhac I, Tariba P, Kovac Z, Simonić-Kocijan S, Lajnert V, Mesić VF, Kuis D, Braut V, Masticatory muscle and temporomandibular joint pain in Croatian war veterans with posttraumatic stress disorder. Coll Antropol. 2011 Dec;35(4):1161-6

V

157) Visnapuu V, Peltomäki T, Rönning O, Vahlberg T, Helenius H, Growth hormone and insulin-like growth factor I receptors in the temporomandibular joint of the rat. J Dent Res. 2001 Oct;80(10):1903-7

W

158) Wan Q, Li ZB, Intra-articular injection of parathyroid hormone in the temporomandibular joint as a novel therapy for mandibular asymmetry. MedHypotheses. 2010 Apr;74(4):685-7

159) Wang W, Hayami T, Kapila S, Female hormone receptors are differentially expressed in mouse fibrocartilages. Osteoarthritis Cartilage. 2009 May;17(5):646-54

160) Warren MP, Fried JL, Temporomandibular disorders and hormones in women. Cells Tissues Organs. 2001;169(3):187-92. Review.

161) Wänman A, Endurance to physical strain in patients with temporomandibular disorders: a case-control study. Acta Odontol Scand. 2011 Dec 12

162) Widmer CG, English AW, Morris-Wiman J, Developmental and functional considerations of masseter muscle partitioning. Arch Oral Biol. 2007 Apr;52(4):305-8

163) http://de.wikipedia.org/wiki/Kraniomandibul%C3%A4re_Dysfunktion

164) Wiley TS, The Wiley Protocol, Kursunterlagen, 2005

165) Wu YW, Bi YP, Kou XX, Xu W, Ma LQ, Wang KW, Gan YH, Ma XC, 17-Beta-estradiol enhanced allodynia of inflammatory temporo-mandibular joint through upregulation of hippocampal TRPV1 in ovariectomized rats. J Neurosci. 2010 Jun30;30(26):8710-9

166) Wu G, Chen L, Su Y, Zhu G, Wang P, Wang Y, Chen Y, The influence of psychological stress on the rat temporomandibular joint with the application of countermeasures. J Surg Res. 2012 Jun 22

Y

167) Yang D, Ye L, Temporomandibular disorders and declarative me-mory. Med Hypotheses. 2011 May;76(5):723-5

168) Yasuoka T, Nakashima M, Okuda T, Tatematsu N, Effect of estro-gen replacement on temporomandibular joint remodeling in ova-riectomized rats. J Oral Maxillofac Surg. 2000 Feb;58(2):189-96

169) Yuan G, Cai C, Dai J, Liu Y, Zhang R, Dai Y, Wen L, Ding Y, Progeste-rone modulates the proliferation and differentiation of human periodontal ligament cells. Calcif Tissue Int. 2010 Aug;87(2):158-67. Epub 2010 Jun 9.

ÜBER DIE AUTORIN

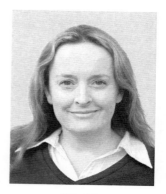

Abb. 21
Dr. Stefanie Morlok

Dr. Stefanie Morlok, nach Studium der Humanmedizin und Zahnmedizin in Ferrara, Berlin, Regensburg und München, ist seit 1994 in eigener Praxis in München und Utting am Ammersee zahnärztlich tätig.

Ein eigener Autounfall vor 25 Jahren und die daraus resultierenden starken CMD-Beschwerden veranlassten sie, sich mit CMD (craniomandibulären Dysfunktionen) und deren tieferen Zusammenhängen auseinander zu setzen.

Nach vielen Fortbildungen aus Zahnmedizin, Osteopathie, Psychosomatik und Metabolismus, setzte sie ein sehr spezifisches Diagnose- und Behandlungskonzept zusammen. Sie versucht Zahnmedizin, Medizin und Kieferorthopädie selbst oder interdisziplinär in die CMD-Therapie einfließen zu lassen. Die strukturellen Aspekte der Zahnmedizin, Kieferorthopädie und Körpertherapie bilden hierbei die erste Säule. Die zweite Säule setzt sich aus den psychosomatischen, stressreduzierenden und entspannenden Therapien zusammen. Mindestens genauso wichtig wie die ersten beiden Säulen ist auch die dritte Säule, die die Zusammenhänge des Stoffwechsels beleuchtet. Aus diesem Grund hat sich Dr. Morlok seit vielen Jahren intensiv mit den Zusammenhängen von endokrinologischen Störungen mit craniomandibulären Dysfunktionen beschäftigt. In diesem Buch schildert sie die Grundlagen und wissenschaftliche Erkenntnisse.